1張瑜伽墊

練肌力

成功瘦50公斤

주원홈트 : 운동 병아리들을 위한 다이어트 꿀팁!

IG最強瘦身女王Miss金 **金晭原** —— 著

林育帆 —— 譯

目錄

THREE | 心靈篇

FOUR | Q&A篇

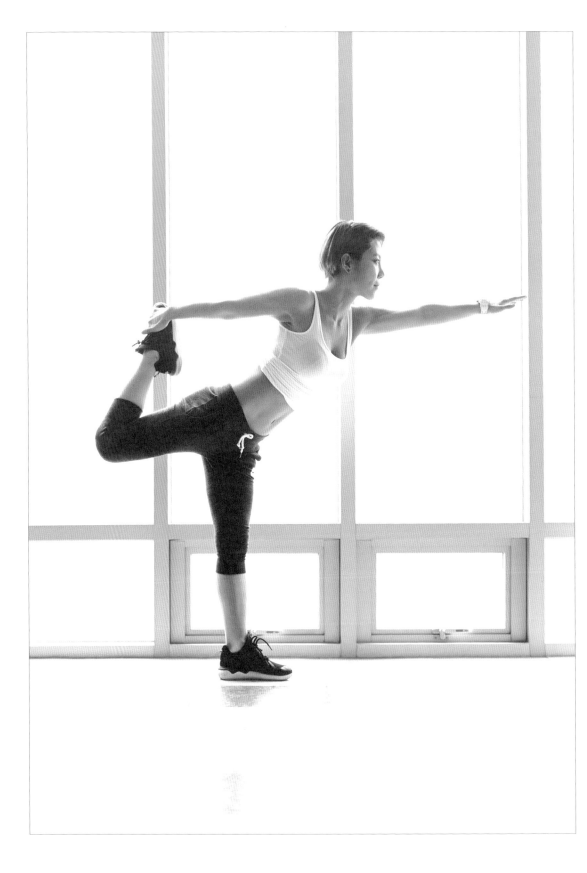

為女孩們量身打造，
Miss 金的祕密瘦身特訓！

BY
KIM JOO WON

　　20 歲時，我正式踏上減肥之路。當時我走在路上，生平第一次碰面的帥氣男子和我打招呼，但接下來卻對我大喊：「喂～拜託你別穿裙子出門，看了實在很不舒服！」語畢後甚至對著大街吐口水。

　　當時旁邊有許多男學生，大家看著我咯咯地竊笑起來。我整整哭了兩天，完全食不下嚥，一心只想自我了斷。但，某天我突然想通了……

　　「我幹嘛為那種人而死？」
　　「唉，是該好好減肥了。」

　　直到今日，我還是會一再反思當時那傢伙在街上對我說的胡言亂語，但在跑步機上揮灑的汗水與淚水也早已多如漢江的我，現在倒覺得那名男子就像我的恩人，因為他的鼓舞（？），我開始改變自己。

　　詩人河相旭所寫的文章中，有部分令我感到心有戚戚焉，在此與大家分享。

從好人身上習得榜樣，從壞人身上得到領悟。
假如你曾因他人而身心受創，
不如將它轉變為得到領悟的契機吧？就憑你的志氣！

　　加油！我的人生取決於我怎麼想。
　　從今天起，我們要一天比一天更苗條，一起加油！

金晭原

5

正式成為減肥者！

　　試過不計其數的減肥法卻一再失敗，就像莫比烏斯帶一樣，在同個區域不斷循環卻又一再挫敗的玻璃心女孩，為了你們，我撰寫了這本書。只要瞭解「正式成為減肥者」這個必經的基礎階段和覺悟，一切就好辦了！別緊張，讓我們一起攜手往「減肥之路」前行吧！

肥胖時期的金鋼原，完整公開脫胎換骨的過程

　　除了剛出生的時候，我一直都是一個胖子；明明出生時只有 2600 公克，甚至被送進保溫箱，但長大後卻越來越大隻。從國小開始就很壯，直到我 20 歲成為如花似玉的成年人後，更胖到 104 公斤！當時，我認為自己只是「有點胖」，但臉蛋依舊貌美，莫名其妙地充滿自信。

　　但某天，突然，我就開始振作起來開始減肥了！

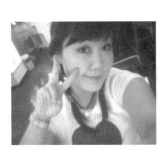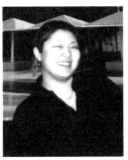

　　沒有什麼減肥法是我沒嘗試過的，中藥減肥法、斷食、針灸療法、食欲抑制劑、跳舞、練瑜伽等，我這幾年的積蓄可能都花在減肥上了吧？好不容易一個月成功甩掉 15 公斤，可是卻在 2 個月內胖了 18 公斤。瘦了又胖，胖了又瘦……溜溜球效應這該死的傢伙，沒完沒了地頻頻找上我。

「幹嘛減肥！還不是又胖回來！
我該拿這該死的復原能力如何是好？」

　　對減肥幾乎呈現放棄狀態的我，帶著僅存的最後希望，報名了住家對面的健身中心；這個行動，終於中止我無限輪迴的復胖命運——我從當時認識的健身中心店長身上獲得深刻啟發，並在對方的教導下認真運動了一整年；此外，也認識了更多健康的瘦身知識，原來一個月減重不超過2.5公斤才能避免復胖。另外，勉強控制飲食是絕對不可能長期維持下去的，因為「吃」是人類的本能。從那時起，我從85公斤，慢慢地一點一滴瘦到78公斤。

　　78公斤時，即使淋雨也堅持要快走運動，那時我真心覺得自己變美了，而且也更有自信。可是瘦到71～72公斤後，毫無預警地碰上停滯期，且不知道是不是體質改變的關係，連帶皮膚狀況也跟著變差，簡直糟透了。但無論如何，我最終突破漫長的停滯期，正式邁入65公斤！生平第一次穿上無袖上衣；後來，甚至瘦到62.5公斤，我以「啊！我真的瘦了很多」而自豪，並因此打算暫停持續3年以上、維持最久的減肥行動。我認為自己減肥到這個地步應該可算是成功案例了，而知道我向來都很胖的朋友們震驚之餘，也說我瘦得太誇張，根本是人生勝利組；然而，剛認識我的朋友反應卻不怎麼熱烈。那時我才恍然大悟，原來在他人眼裡，管他100公斤還是70公斤，胖女人就是胖女人。

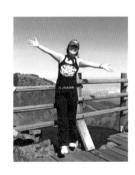 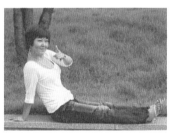

　　於是我痛下決心再次投入減肥計畫，「先前那段期間我是如何瘦下來的，難道都沒人知道嗎？我真的狠下心決定甩掉其餘贅肉啊！我不甘心，我一定要讓其他剛認識我的朋友也知道，我有多努力！」於是我重新投入運動中，最後終於成功了，現在再也沒有人說我是胖女人。

　　雖然現在大家都說我是成功的減肥者，但我並不認為自己「減重 50 公斤」就是成功的減肥者。

　　從減肥成功的那一刻起，至今約有 7 年的時間我不是以減肥者自居，也正因如此，我現在才敢說自己已經是成功的減肥者。為什麼呢？我認為基本上任何人都能甩掉數 10 公斤，可是倘若說「維持減重後的身材」跟「減肥期間」兩者過程一樣痛苦，那就不能說「減肥成功」；也正因為過去 7 年的我，都在這兩者間痛苦的徘徊，所以我不敢說自己是「真正的減肥成功者」。那麼，痛苦的終點究竟在何方呢？

　　經常有人問我減肥成功的訣竅，但我既不是使用什麼厲害的運動招數，也不是透過什麼了不起的飲食控制，單純只是每個月持之以恆地減重 2 公斤以下，並靠「運動」維持。不論是人生或減肥，我認為「宜緩不宜急・欲速則不達」是最貼切的 10 字箴言。真心想減肥的話，那就持之以恆慢慢來吧！當你按部就班且持之以恆地運動與控制飲食，必定能得到你所期盼的結果。我是活生生的見證人，所以請相信我，別懷疑，只要你願意相信並付諸行動，夢幻般的明星曼妙身材，絕對會來擁抱你！

我做得到！不過…是什麼時候啊？

在肚子餓時擬訂減肥計畫！

　　在吃飽的狀態下似乎什麼事都辦得到，說不定有人會覺得餓個 3 天也不成問題，當時的我也是這麼想。我總是在吃飽喝足後低頭望見自己的肥厚肚腩後，才擬訂減肥計畫：「早上吃沙拉，嗯…好！午餐想吃什麼就吃什麼！這樣晚上才有辦法餓肚子不是嗎？晚上一下班就去運動 2 小時，接著再睡覺！」不過遺憾的是，事隔幾小時後那份決心便已逐漸瓦解。假使有人有信心遵循此模式生活一星期，我真心替他加油！為此，務必在「肚子餓時」擬訂減肥計畫，因為唯有在肚子餓時才能「冷靜」地擬訂可付諸實行的減肥計畫，而不是理想的粉紅泡泡，一戳就破。

規劃能持之以恆的減肥計畫！

　　身為善於擬定一堆荒謬且強人所難的計畫後，卻一再嚐到失敗滋味的

過來人，在苦惱完經常肚子餓且長期身體不適的自己究竟能做些什麼後，擬出以下我自己親身使用過和內心糾結時的破解良方：

「吼！實在太餓了！我要全部嗑光！啊！啊！不行，冷靜點～沒錯！肚子真的很餓的話先喝杯水！」

「今天真的不想運動⋯⋯可能是前天做下半身運動時太逞強了，肌肉好痠痛又頭昏腦脹，啊！頭好痛啊，乾脆今天運動暫停一次吧？不行！給我振作點！就算不能做肌肉運動，至少也要跑 20 分鐘的跑步機吧！」這點程度還做得到吧？相較於對身體提出無理要求或虐待自己，我建議找出能長期且持之以恆的減肥方式，這樣才能擊敗每日在心中上演的「惡魔 VS 天使」小劇場，戰勝肥胖！

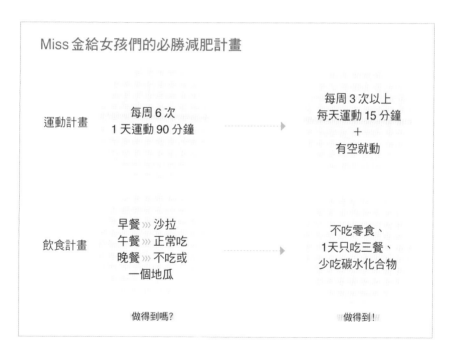

Miss 金給女孩們的必勝減肥計畫

運動計畫	每周 6 次 1 天運動 90 分鐘	每周 3 次以上 每天運動 15 分鐘 + 有空就動
飲食計畫	早餐》沙拉 午餐》正常吃 晚餐》不吃或 一個地瓜	不吃零食、 1 天只吃三餐、 少吃碳水化合物
	做得到嗎？	做得到！

以上我親自設計且身體力行的減肥計畫。起初我也曾因幹勁十足而擬出跟左邊相同的運動與飲食計畫，結果相當悽慘，因此修正出右邊確實可以長久執行的減肥計畫。減肥要從小地方開始，且務必給予自己充裕時間，讓一直以來都被置之不理、任意擺佈的身體慢慢轉換為減肥狀態。若是身體有好好跟上腳步，也別忘了稱讚自己，並對自己說一聲「做得好！」

我能持續做 1 年以上的事！

請做好心理準備！
「減肥」與「復胖」無法做出完美切割

　　我認為成功減肥者的第一個體悟，就是接受「減肥」與「復胖」兩者密不可分的事實，內心就會舒坦些。許多人認為只有「飲食失控」才會導致復胖，事實上，「中途放棄運動」也會導致復胖，且復胖速度比減肥速度快 2 倍──假設減肥時速為 60 公里，那麼復胖時速就是 120 公里！不過所幸這兩者並不會同時出發，換言之，假如 1 個月減重 10 公斤後放棄減肥，那麼增胖 10 公斤再次回到原點僅需半個月。相反地，如果持續減肥，復胖將會連出發的機會都沒有。

　　試想，假設 1 個月只要瘦 1 公斤，6 個月便能健康甩掉 6 公斤，就算會復胖，起碼也要等上 3 個月，才會復胖 6 公斤；也就是說，每個月減 2 公斤的目標，讓我們有充足的時間可以緩衝「怠惰的復胖危機」。反之，如果擬訂了 1 個月瘦 6 公斤的無理計畫，停止減重 3 個月後就會復胖 18 公斤；這是多麼可怕的數字啊！

　　是否曾聽過「減肥減到送命」這句話嗎？這可不是我危言聳聽，而是意指進行無理的運動計畫與飲食計畫，對健康有致命性危險。無論如何，減肥最重要的兩個關鍵字，就是「避免復胖」與「維持健康」，因此，我們需要的是「耐心」與「恰到好處」。當你內心感到著急時，請再多仔細想想「自己的限度」，並根據自己的能耐擬訂適切的減肥計畫，接著再實踐它。最理想的方法是想清楚「有什麼是自己可以毫無負擔地持續 1 整年的事情呢？」飲食計畫也好，運動計畫也罷，最重要的是擬出自己可以確實執行 1 年以上的實際計畫。別忘了，減肥為的是自我滿足，絕對不是為了把自己搞死啊！

減肥這條路雖然漫長，
但Miss金會一直陪著各位的，別怕！

如何自我檢視減肥計畫是否可行？

草擬減肥計畫前，請一再反問自己，我真的有辦法按照計畫身體力行嗎？因此，確立計畫前，請試著問問自己以下 2 個問題：

● **我真的經得起不合常理的運動嗎？**

（明天肌肉可能會痛到不行，這樣也可以繼續運動不偷懶嗎？）

SOLUTION 即使每天只運動 15 分鐘也要持之以恆，流一些汗也好，只求運動後的通體舒暢。沒辦法運動的日子就用逛街或打掃居家環境來代替；無論如何，就是要讓身體動起來！

● **嚴格限制的飲食，你有信心不會突然暴飲暴食嗎？**

SOLUTION 只吃 3 湯匙的飯。盡量避免吃湯湯水水的食物，並且只挑湯料來吃。盡量少吃又辣又鹹的食物與炸物，並戒吃甜食與零食。1 周可挑 1 天吃自己想吃的食物，放縱一下！

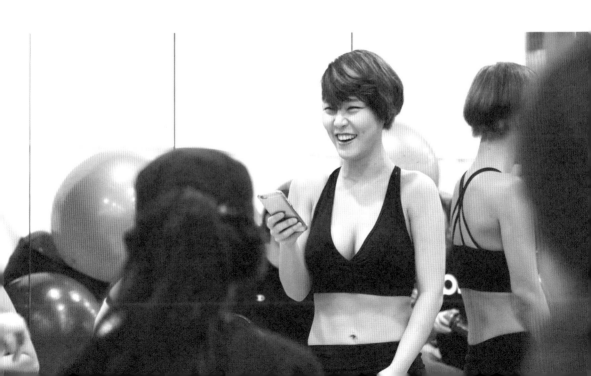

運動，是日常生活中最美麗的風景

將運動融入生活中！
過去的1天v.s.現在的1天

　　回顧以前減肥時每天的日程，儘管不可能每天一模一樣，卻可以發現的是，自己每個小時或一有空檔，一刻也閒不下來。從早上起床、上班途中、刷牙、去洗手間、下班途中，一直到就寢前，我都會盡可能努力讓身體動起來，過著「運動就是日常生活」的日子。此外，本來平常不太喝水的我，也漸漸養成每天至少喝8杯水。從字面上來看，雖然每天的日程看起來相當繁雜且又忙又累，可是只要慢慢熟悉這樣的生活模式，馬上就會適應了。有時間找藉口說忙，不如讓身體動起來，哪怕只是一下子也罷。

因為，我們可以投入運動的時間，遠遠超乎我們的預期！

　　假如現階段的你已達成理想目標，接下來最重要的就是維持當下的狀態，千萬別突然打亂生活節奏。正如我所說，復胖是一瞬間的事，它會以極快的速度追上來。建議日常生活中一有空就多做伸展，也可以長時間學一項適合自己的運動或想要嘗試的運動，例如游泳、瑜伽、皮拉提斯等，什麼運動都行，讓自己一直保持在「動」的狀態。

　　把運動當作生活中不可或缺的一份子吧！從現在馬上開始，勤奮運動就能變漂亮！

過去	時間	現在
起床、伸懶腰、摺棉被、喝 1 杯水	6:30	
臉部運動、延展斜方肌、2 種側腹部運動（2 首歌的時間）、喝 1 杯水	7:00	起床、伸懶腰、喝 1 杯水、摺棉被、延展側腹部、延展腰部
準備上班、盥洗、化妝、喝 1 杯水	7:20	臉部運動、烏龜運動、延展斜方肌和大腿後側
走路上班（約 1 小時）、喝 1 杯水	8:00	
抵達公司（1 根香蕉或 1 個地瓜、綜合維他命、7 顆杏仁）	8:50	抵達公司（1 根香蕉或 1 個地瓜、綜合維他命、7 顆杏仁）
開始工作	9:00	游泳 1 小時
工作中 （每次休息喝 1 杯水） 每次去上廁所隨機做運動 　－深蹲 10 次 　－相撲深蹲 10 次 　－貼牆伏地挺身 10 次 　－站著向後蹬腿 10 次 　－消滅腋下贅肉 10 次	10:30	喝 1 杯美式咖啡 工作中（每次去上廁所深蹲 10 次）
下班（搭公車），再喝 1 杯水	20:30	
到家、喝 1 杯水	21:00	
運動 15 分鐘後，跳繩 1000 次 伸展瑜伽、喝 1 杯水	21:30	晚上運動（每周 3～4 次） 肌力訓練（40～50 分鐘）
仰臥側抬腿 10 次 仰臥屈膝再伸直 15 次 劈腿、延展側腹部	看電視時	仰臥側抬腿 10 次 仰臥屈膝再伸直 15 次 劈腿、延展側腹部

＊由於個人工作特性導致飲食不規律，因此將飲食排除在外。

ONE
飲食篇

食物是減肥最大的敵人，但你知道克制「食欲」有多困難嗎？身邊親友會幫你嗎？大家反而吃著更美味的食物，再叫你一起吃，並趁機挖苦你不是嗎？真令人火大！來聽聽看我親身經歷的飲食控制心酸血淚奮鬥記。大家一定可以從中找到極大的共鳴!

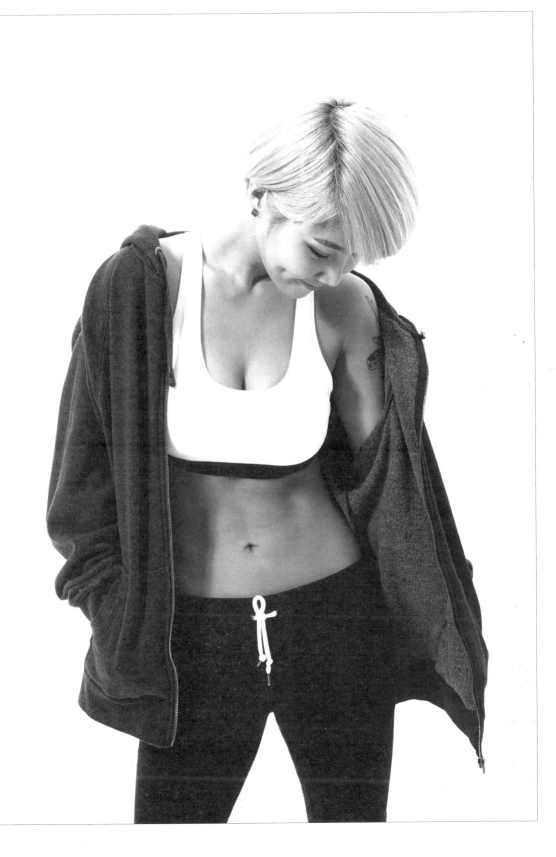

規律飲食，
對我來說就是禍根

　　有人說，「肚子餓前，先吃點東西墊墊胃以避免暴飲暴食。此外，相較於活動代謝率低的晚上，白天的活動量較大有助於消耗熱量，所以早上可以多吃一些，晚上則少量進食。」或是「與其挨餓，不如多少吃一點。」這些話並沒有錯。不過，由於每個人的體質與生活習慣不同，因此我建議大家找出適合自己的減肥方法即可，沒有所謂的「標準答案」。

　　就我個人而言，我白天擅於忍耐，可是一到晚上就容易暴飲暴食；我早上爬不起來，所以往往想多睡一會兒，而不是想著早餐要吃什麼。再說我通常也沒什麼食欲，導致我早餐（早午餐）都隨便打發，晚上才卯起來大吃特吃。不過自從我聽說吃早餐對減肥有益後，我便展開晚上少吃或忍住不吃想吃的食物到早上再吃的生活。

　　起初早上不但沒什麼胃口，連肚子也脹脹的，可說是吃得十分勉強。後來隨著時間過去，每到早晨肚子就會覺得餓，食欲也變得更旺盛；但問題來了。大家都知道早餐有吃飽的話，通常可以撐上一整天，可是儘管我早餐吃得很飽，但一到中午肚子又餓了；且礙於晚上不能暴飲暴食，所以我只好讓自己中午吃得很飽，但這麼做反而讓晚上的胃口變得更好！最後，我不是將1餐分成3餐進食，而是吃進3倍的分量，導致我胖得更多。既然這樣，該怎麼辦才好？

建議跟我同類型的人最好控制1天的總攝取量。
早餐簡單吃，午餐或晚餐可以挑一餐吃自己想吃的食物。
如果晚上要外出用餐，午餐就吃簡單一點。
假使中午因為肚子實在太餓而吃得十分豐盛，那晚上就忍耐一下。

徒弟 H 女的飲食控制日記

　　H 女是我的徒弟，她向來 1 天吃 3 餐，十分規律。可是自從聽說早餐吃飽飽對減肥有益後，她就此展開早餐增量、越接近晚上進食量也隨之減少的減肥方式；同時持之以恆地拚命運動。然而，儘管她這麼努力減肥，但是體態幾乎沒有任何改變。於是，我們面對面坐下來仔細回顧她的生活，希望找出減肥失敗的原因。她本來早餐吃得不多，後來受到早餐吃很飽的影響，一整天下來變得容易嘴饞，食欲也更加旺盛，導致她開始接觸平時不太吃的零食，不但肚子越來越大，腹部脂肪也變得比以前多。換言之，早上多吃、晚上少吃的減肥方式根本不適合她。

　　那 H 女該選擇哪種方式才好呢？我建議她採取 1 天只吃兩餐的輕斷食，不用非得吃到三餐也無所謂。也就是說，無須強迫自己一定要吃，而是將用餐模式調整為適合自己的形式。自從她採取這個方法後，減肥開始有了顯著效果。

何謂輕斷食？

　　所謂的輕斷食，係指 1 星期當中 2 天斷食 24 小時且不吃早餐 3～5 次，在日常生活中營造空腹感的減肥法。一般來說，將 1 天 3 餐縮減為 1 天 1 餐或是斷食一整天，也都屬於輕斷食的一種。建議不用每天執行，1 周僅需進行 1～2 次左右即可，並配合自己的運動計畫輕鬆進行

別太相信體重計或 InBody，
眼見為憑最準確

　　故事發生於 2014 年，那時認真減肥的我最後足足瘦了 50 公斤，於是在部落格上大方公開體脂肪為 17% 的 InBody 數值。當時我似乎對自己的體脂肪十分有自信，甚至自以為身材變得相當姣好。在那之後，我依然持之以恆地繼續運動，毫不停歇。某天在一次偶然的機會下，我透過照片比較現在 50 公斤的身材與過去 53 公斤時的身材，光用肉眼看便能感受到兩者之間的明顯差異：53 公斤的身材，整個完勝 50 公斤！不僅如此，現在的體脂肪數值，竟然比以前 50 公斤時還要高。

　　最近，體重有時會比以前的體重來得重，現在一般介於 55～56 公斤，你相信嗎？可是事實就是如此。

　　當我們將以「飲食控制」和「運動控制」來減重的兩人，互相比較體態時，即使兩人體重相同，你也會提出「這兩個人體重真的一樣嗎？」、「用運動減肥的看起來比較瘦耶！」的質疑。明明很努力減肥，可是卻沒有任何人給予肯定，這豈不是很難過嗎？所以，想擁有該凸的地方凸、該凹的地方凹的曼妙身材，可不是靠餓肚子就能達成，而是要以壯士斷腕的決心，將運動習慣當作後盾才有可能成真！活生生的見證人都這樣說給你聽了，你依然執意要繼續挨餓嗎？嗯？

單靠運動真的就會瘦嗎？

　　以下是被女孩們問了不下千次、百次的問題：

　　「被贅肉掩蓋的膝蓋，能靠運動瘦下來嗎？」行！多做下半身運動，自然就會消失。

　　「橘皮組織讓我好困擾，靠運動能改善嗎？」行！以前我的腹部、大腿、手臂等處滿是橘皮組織，但運動後現在早已消失得無影無蹤。

「斜肩或肩膀太窄，可以靠運動矯正嗎？」當然可以！只要持續進行簡易肌力運動，絕對可以克服。

「水桶腰或平背可以靠運動改善嗎？」根本不用我多說！藉由運動消除贅肉、脂肪，腰部線條自然就會出現了。假如你天生就有平背困擾，可以透過骨盆運動，打造出腰部玲瓏有緻的視覺假象（聽說連肚臍形狀也會跟著變美？）

除此之外，因反覆減肥或生育而導致贅肉又垂又垮，這些問題也都能靠運動克服，更不用管什麼「我屬於肌肉型肥胖」這些話。我本來也以為自己是肌肉型肥胖，但是持之以恆運動的結果是，我瘦下來了。坦白說，只有體脂肪十幾趴的人才可以理直氣壯地說自己屬於肌肉型！你現在擔心的每件事都可以靠運動克服；請相信我，現在就開始運動！

InBody 分析比體重精準，但目測又比 InBody 分析更準確！

但我認為，不論是體重或 InBody，參考就好。建議穿上最合身的上衣，再站到鏡子前用肉眼檢視自己身材，這才是最精準的身材檢測方式。若是看到想要鏟肉的部位，或是想要擁有更棒的線條，奉勸各位別再因為區區的數值而挨餓節食，而是馬上開始運動。若想透過運動征服天生的體型，至少需要 1 年的時間，不過也可能需耗時 1 年以上，畢竟這不是單憑控制飲食就能達成的事，因此還是多加把勁，努力運動吧！

肚子餓到睡不著？
享受處於飢餓狀態的自己吧！

「飢餓」與「吃飽」的腹部狀態明顯不同。因肚子餓而狼吞虎嚥地大吃大喝後，儘管不會立刻長出鮪魚肚，但腹部卻會像氣球一樣鼓起來；至於我嘛，則有一個特殊情況：只要肚子吃得太撐就會發脾氣。

你比較討厭哪一個呢？「肚子餓發脾氣」還是「吃太飽發脾氣」？應該是「肚子餓發脾氣」的人比「吃太飽發脾氣」的人多吧？如果有人說他比較討厭肚子餓發脾氣的感受，那我一定會請他立刻去吃些東西！減肥不是為了讓自己有壓力，而是為了幫自己消除壓力！我建議肚子餓時，吃一個地瓜或一顆水煮蛋等輕食，因為若在宵夜時間吃了炸雞或披薩等高熱量食物，隔天早上必定會有大災難等著各位，光用想的就覺得可怕！

我曾有過這樣的經驗，拚命地控制飲食一整天，晚上打算簡單吃些東西或是餓一餐，就直接睡覺，可是竟然餓到睡不著。你也有過想著一堆想吃的食物，並告訴自己明天早上起床一定要吃，於是就這樣輾轉難眠了好一陣子，最終累到睡著的經驗嗎？

睜開眼後早上了！明明早上了，但昨晚想吃的眾多食物看起來卻跟石頭沒兩樣！有別於昨晚的腹部，經過一晚的睡眠後，腹部摸起來帶點彈性（自我感覺良好！），同時也能感受到皮膚變得比較光滑（可能是心情好所致！）深夜肚子餓到睡不著嗎？假如你依舊在苦惱到底要不要吃宵夜，那就好好讀完這篇文章。

把睡前的「微飢餓」當成獎勵

如果你現在吃了宵夜，胃部可能整晚都無法好好睡覺，於是它只好狠狠折磨你。一旦腸胃持續運作且無法好好休息，即使強迫自己睡覺，也無法睡得安穩。不僅容易半睡半醒，早上也會因為肚子又鼓又脹而叫苦連

天，甚至會被自己水腫的臉嚇到！即使如此你依舊要吃嗎？好，那這次請仔細想想你的皮膚。深夜吃下不健康的高熱量食物後才睡，臉上不是會長出一顆一顆的小疹子嗎？它可是會讓你心煩氣躁一整個星期喔！

即使這樣你還是堅決要吃，是嗎？？？

　　還記得肚子餓的感覺嗎？以前的我平時白天東吃西吃，導致我根本分不清什麼才是肚子餓，所以對我來說，肚子餓的感受反而格外新鮮！你可以試著體驗一下飢餓狀態的感受，也可以穿上因前後左右突出來的贅肉，而讓你無法自在呼吸的緊身牛仔褲，看看它在一夕之間會變得多麼寬鬆！請好好享受那般「有點空虛卻也讓人感到興奮」的飢餓感，甚至把它當作自我鼓勵；至於吃東西這件事就以後再說吧！

視線所及之處，
千萬別留下食物

　　減肥期間總會遇到許多考驗，來檢驗我的耐心，其中一項就是身邊友人的「人情味」！我平時真的萬分感謝樂於跟我分享食物的人，可是對於正在減肥的我來說，他們卻是最危險的人！我無法掌控人類的食欲，所以當我正在控制飲食時，勢必要跟食物保持距離。

　　我在髮廊工作時，許多客人特別喜歡買麵包給我，託他們的福，不論我在幫客人洗頭髮還是吹頭髮，滿腦子想的都是麵包！麵包！麵包！減肥這件事早已消失在記憶中的遙遠他方，由麵包填補了它的空缺。

　　「如果有人把我的份也吃掉了怎麼辦？」
　　「我愛吃的麵包還有剩嗎？」

　　我全部的心思都集中在麵包上，不但無法專心工作，甚至感到有些不耐煩。不過神奇的是，你知道我何時打消這些「想吃」的念頭嗎？竟然不是我嗑掉麵包的時候，而是麵包被某人全部吃完的瞬間！那時我才得以重新獲得自由（只有我這麼詭異嗎？嗯？）

　　相信大家一定有過這樣的經驗。當你費盡千辛萬苦吃了一丁點的晚餐，緊接著打算躺平睡覺，卻突然想到微波爐旁邊還剩下一包餅乾！從那一刻起，滿腦子充斥的盡是到底要不要把那包餅乾吃掉的矛盾感。

　　減肥者所感受到的食欲不同於一般人，我們不能給予減肥這傢伙任何一點轉圜的餘地。為此，不將食物放在觸手可及的每個地方，是我們首要執行的任務。假使你還有剩餘的食物，現在請馬上分享給身邊友人，不然就是用盡方法將它消滅！乖～聽減肥前輩的話，單憑意志力是絕對！絕對！絕對！無法控制食欲的！

貪吃性格大爆炸
的災難與代價

　　聽說我出生時是個瘦小到必須住進保溫箱的嬰兒，可是不知道是不是生存本能的影響，據說這類嬰兒特別貪吃，因此發胖的機率也比較高（信不信由你）。總而言之，我從幼稚園時期便出現幼兒肥胖的徵兆，讀國小時輕鬆突破 60 公斤，升上國中後更是衝破 70 公斤大關。後來有一陣子維持在 80 幾公斤，我一度以為體重就此穩定下來，可是自從我沉迷於電腦遊戲後，體重在短短 2 年內突破三位數。一旦專注於某件事，在看到結果前絕不善罷干休，是我的原則；可是為何偏偏是貪吃這件事啊！

　　我的貪吃性格與一般人的境界迥然不同：餓了就是要吃很多、吃很快，在我的字典裡沒有「吃一點點」或「慢慢吃」這件事。因此頭一次減肥時，要我慢慢吃飯真的太為難我了；直到後來我才發現是自己吃太快，於是我試圖配合其他人的速度進食，但對我來說依舊十分困難。儘管我試著邊吃邊說話，將注意力專注在對話上，但視線卻始終固定在美食上……而這麼做的結果是，一旦開始用餐，我便會擔心美食被別人吃掉，導致我根本沒細嚼慢嚥就直接吞下去；如果有美味可口的小菜，我也會囤積在飯碗中。究竟是因為肚子餓才吃，還是想嚐嚐食物的滋味，我根本不曉得，純粹是因為我無法停下「咀嚼」的動作。

你也曾這樣過嗎？
所以每當我貪吃性格大爆炸時都會這麼想，
吃東西時付 1 萬，減肥時付 100 萬，一點都不划算！

　　舌尖享受 10 分鐘的幸福，必須辛苦用 10 天來償還。從此之後，每當食欲大爆發時，我就會告訴自己「我的身體不是廚餘桶！」

減肥最大的敵人！
揪出你體內的「大食怪」

減肥路上必會殺出程咬金，它就是減肥者的終極敵人——「大食怪」！這隻大食怪會讓我們陷入「暴飲暴食」的風暴中。現在已經淪陷暴飲暴食之中而哭喪著臉的女孩們，快過來！放下你正在吃的食物，先過來再說，讓我帶著大家好好釐清暴飲暴食這回事。（＊注意：以下是我個人經驗談，而非標準答案。）

進行低鹽餐減肥法或其他過於激進的飲食減肥法時，通常會伴隨暴飲暴食的症狀。事實上，我認為只要是人類，任誰都有這項本能（人類本能中，我認為最厲害的是食欲），所以根本不用感到羞愧，因為不是只有你才這樣。

「意志力」無法讓你瘦，
食欲是世界上最難擊敗的魔王！

為什麼一直吃不停！**揪出大食怪的自我檢測**	● 肚子明明很飽卻一直想吃東西。
	● 沒什麼特別想吃的東西，卻莫名嘴饞。
	● 看電視或工作時會下意識地吃起零食。
	● 沒吃東西的話注意力難以集中，不然就是興致頓失。
	● 食之無味卻一直狂吃。
	● 暴飲暴食時，心想反正今天完蛋了，乾脆吃個痛快（這個最糟糕！）
	＊只要符合 3 項以上，Bingo！你就是暴飲暴食的高危險群！

淪陷暴飲暴食中的
心酸血淚史

Episode 1

　　我正在進行不吃晚餐且睡前 6 小時不吃任何東西的減肥法，可是有個我非得出席的聚會，那就是公司聚餐！我可以忍住不喝酒，但眼前擺放的盡是美味可口的下酒菜，真令人抓狂。

　　我先去了一趟洗手間，目的是為了抑制食欲，即便如此，我還是非常想吃，於是我猛灌水，試圖讓食欲就此沉睡。我恨不得下酒菜趕快見底；什麼？！下酒菜根本吃不到一半，那些人不打算吃嗎？明明只吃幾小口，他們怎麼有辦法不再伸手拿來吃呢？難道只有我想吃嗎？忍無可忍之下，我終於拿了一塊炸雞。從那一刻起，我的耐性盡失！剩下的下酒菜全被我一掃而空！「阿姨～再來一份爆米香！還有起司玉米粒！」可以續盤的點心或其他下酒菜全部要求續盤，並且不停狂吃。後來覺得有些口渴，於是灌了一杯啤酒，黃湯下肚後又想吃甜甜的冰淇淋，所以回家途中買了一桶冰淇淋嗑個精光，才結束我當天的暴飲暴食……。

Episode 2

　　格外無聊的某一天，連滑手機都令我感到厭倦，此時，我突然想到不如下載電影來看吧？哦？主角在吃炸雞耶？於是我叫了炸雞來吃，再繼續看了三部電影，一邊看一邊吃，待會就可以睡了。可是吃完炸雞後覺得有點膩，想吃些辣辣的東西；泡麵在哪裡？吃完泡麵又想到甜點，於是勤快地跑去便利商店採買餅乾、巧克力、冰淇淋，接著再放一部電影，並將買回來的所有食物吃光光。換句話說，光是這餐我就吃了一隻炸雞、一包泡麵、餅乾、巧克力和一桶冰淇淋。

　　你可能難以置信，但對我來說這種暴飲暴食的症狀稀鬆平常啊（遠目）。接下來，我來告訴各位我在暴飲暴食後所採取的行動，讓你們明白

「一次」的暴飲暴食需要付出多麼慘痛的代價。如果你有信心跟我一樣這麼做的話，那麼偶爾暴飲暴食，我們就睜一隻眼閉一隻眼吧！

暴飲暴食後……

第 1 天

回想昨天最後進食的時間，假如吃到深夜 12 點，那麼到隔天下午 4 點前都需要維持空腹狀態，共 16 小時。相較於喝冰涼的水，我主要是喝溫熱的茶，禁喝美式咖啡！順利撐過 16 小時後，我會先進行輕斷食，攝取比較營養的食物慢慢填飽肚子，先吃粥或是蒸地瓜，再配上 1 杯溫豆漿；約莫 3 小時過後，即可正常用餐，不過分量必須減為平常的一半，而且務必細嚼慢嚥。我通常會在 16 小時過後吃一頓營養餐，接著繼續空腹。晚上進行 15 分鐘帶有節奏感的肌力訓練，運動後再喝 1 杯熱茶以補充水分，最後再用溫水洗澡結束這一天！

第 2 天

早上起床馬上喝 1 杯冷水，並在空腹狀態下進行有氧運動 25 分鐘，1 小時後再吃 2 個蒸地瓜和 1 杯溫豆漿。雖然身體比昨天輕盈許多，但體內尚有食物殘留，因此我會竭盡所能地比平常多活動一些，例如打掃家中每個角落、出門逛街、跟朋友碰面、出門快走等。午餐和晚餐減量為平時用餐量的一半，同樣細嚼慢嚥；睡前做與前一天相同的的肌力訓練但延長至 25 分鐘，並額外加上腹部運動。最後再喝 1 杯熱茶，並用溫水沖澡讓身體放鬆才結束這一天。

經過這 2 天「收操」後，暴飲暴食後的第 3 天身材就會恢復為暴飲暴

食前的樣子。不過重要的是，以上狀況純粹是我個人在無可奈何下，理智斷線的暴飲暴食故事，並不代表你也可以一直重覆上述方式：盡情大吃大喝再減肥。反覆的減肥會使身體產生抵抗力，進而使減肥次數越多，成功率越低，所以不是每次用同一招方法都有用！

偶爾放縱 1 天，安撫一下大食怪吧！

原則上，星期一到星期六我嚴格控制飲食，唯獨星期口這天會隨心所欲地想吃什麼就吃什麼。每周允許自己放縱一次，在星期日吃些星期一到星期六想吃卻不能吃的美食；這是我力抗大食怪的方法。

我認為，自己決定好暴飲暴食的日子後再享用大餐，與受欲望影響的暴飲暴食，兩者屬於不同層級。只要想到每周有一次機會可盡情享用美食，每天都撐得下去。當星期一到星期六暴飲暴食症狀找上門時，我就會想著「忍到星期日吧」並堅持下去。這也是我推薦給身邊減肥朋友的方法，因為我實在太瞭解不能吃有多痛苦且折磨人。而在放縱日的隔天我會空腹 16 小時，並仿效暴飲暴食後隔天的作法，謹慎度過接下來的 2 天。不過這只是我個人的作法，請各為還是要依自己的身體狀況調整，千萬不要為了減肥而破壞健康了。

因為，減肥是為了「健康」而誕生，而不是「食欲」！

小分量不等於低熱量！
食用前請先看清營養標示

在首爾的近郊有個當地才吃得到的知名麵包，我超愛那個麵包，幾乎到了著魔的地步。在首爾吃不到，可是某天朋友說他在百貨公司看到那個麵包，於是我趕忙奔向百貨公司，跟朋友一起搜遍百貨公司的地下樓層，但竟然沒有！我問朋友：「你不是說有看到？你確定有看到？」當我正在為此耍性子時，宛如命中註定般地讓我找到了它。

開心之餘，我一口氣拿 6 個，當場放入口中品嚐的好心情難以言喻。狂嗑了約半個麵包後，我不經意地將包裝紙翻過來看，天哪！手掌般大的麵包竟然有 480 大卡？震驚之餘，我將麵包吐了出來，而剩下的麵包吃也都不敢吃了，立刻分給其他人。

聰明選擇食物，吃飽又吃巧

檢查餅乾或麵包的營養標示時，我習慣拿它們跟我熱愛的高熱量食物做比較；一般來說，一包泡麵大約 500～600 大卡，半隻炸雞大約 1000 大卡，而一包餅乾或一個麵包通常是 400～500 大卡左右。這樣看來不是很划不來嗎？吃進這些肚子吃不飽且不到幾分鐘就嗑光的食物而發胖，那倒不如吃泡麵或炸雞比較滿足。

女孩們～如果突然想吃餅乾或麵包等零嘴，不妨先檢查它的熱量，再和最愛的食物比較。既然要吃，不如就吃儘管熱量很高，但飽足感也一樣高的食物，懂嗎？

不過檢查熱量時，務必先確認公克數。近來多半是標記每一分量的熱量，而每一分量 40g 通常是 150 大卡；餅乾通常也是一份 140 大卡，不過那指的是四分之一包餅乾 140 大卡，因此務必確認總公克數。我們的身體十分寶貴，既然要吃就要吃得巧又吃得飽，千萬不要被騙了。

好朋友來報到！
生理期間的瘦身運動法

　　除了大食怪外，女生有時還會有不速之客找上門，平常不太愛甜食卻突然想吃，身體沉甸甸且心情低落等，相信大家知道我在說什麼日子吧？

　　某天我到地鐵站，卻有股甜蜜香氣不斷刺激著我的鼻尖，犯人就是地鐵站才會賣的奶油餡麵包。平時我連看都不看它一眼，可是那天我的腳卻偏偏一直走向它，我使勁全力忍住並調頭折返，但這次卻遇上了點心舖，我的心思全跑到那些平常碰都不碰的零食上。當我心想著「為什麼會這樣？」時，才發現原來生理期快來了，這時如果什麼東西都往嘴裡放，遊戲就結束了！如同我所說的，非常貪吃的我會一直吃到肚子炸開為止。

　　面對生理期的貪吃，通常我會先喝一杯冰美式咖啡，大家不妨也試試看吧？如果你不喝咖啡，那就找找看適合你的食欲抑制劑。

善用生理期，減肥效果事半功倍

　　生理期是女孩減肥者無可避免的障礙，這時若是無法控制自己的心情而亂吃一通，減肥成功將更遙遙無期。那該怎麼做才好呢？首先要掌握自己的生理週期！生理期的前一周到生理期間如何抑制食欲才是關鍵。

　　此外，礙於生理期的身體狀態而無法勉強運動，這段時期比起減輕體重，我建議各位更專注於維持現在的體重，並努力調適自己的心情和情緒。盡量別碰太鹹的食物，並透過適當的伸展促進血液循環。另外，生理期結束後的第一周是雌激素分泌增多、黃體素分泌減少、皮下脂肪不易累積的時期，可以將它視作「減肥黃金期」，此時只要確實控制飲食並認真運動，必能迎來令你心滿意足的結果。

六塊肌 PK 鮪魚肚！
維持腹肌的祕訣

　　相信我，只要一餐吃得太豐盛，腹肌馬上就會消失。以前我曾在 Instagram 上傳早上與晚上的腹部對比照。極度嘴饞時，即使是重訓邁入第 9 年的我再怎麼認真運動，也只有在早上空腹時才有明顯腹肌，可是一到晚上它就消失得無影無蹤。

　　最近我正努力的維持腹肌，而我之所以能維持腹肌，是因為「維持腹肌」比「吃」更令我感到幸福的緣故。嘴饞想大吃時，我會一再三思：「現在大吃比較快樂？還是維持苗條腹部比較快樂？」如果答案是後者，那當然不吃為宜；如果大吃比較快樂，我會大膽選擇大吃特吃。假如你選擇大吃特吃，也切忌因發胖而感到有壓力，反而要欣然接受，並且準備好受苦一整個星期的覺悟。只不過是辛苦一星期，又不是一輩子發胖，做好欣然接受的心理準備，然後在深夜迎接美味的炸雞之神吧！

　　積極正向的心態能將所有不可能化作可能的無限力量，被擊垮的話再重新來過就好，腹肌沒有消失，只是暫時不見了，所以如果你想大吃的話，那就痛快地吃個過癮吧！

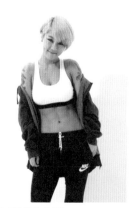

▲ 完美的腹肌

VS.

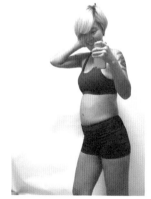

▲ 嘴饞大吃後的腹肌失蹤認證照

逢年過節這樣吃，絕不超標！

*以下是以社群網站的問卷調查為基礎，所整理出的內容。

逢年過節的暴食預防法

1. 不回家（效果最好，但必須做好被挨罵的覺悟；這招只適用未婚者）。
2. 自告奮勇幫忙跑腿或打掃。
3. 積極參與製作應景食物的行列，提前消除食欲。
4. 進行比平常更為激烈的運動。

跟我這麼做，過完年也絕對不會胖！

1. 自告奮勇照顧小孩。火速跟最活潑的姪子、姪女混熟，不過這比運動更累人（當心渾身不舒服），而且偶爾還會火冒三丈。姪子連吃飯時間都會折磨我，害我沒辦法專心用餐。
2. 如果家裡沒有小孩，那就仔細觀察四周，每當和長輩對上眼時，就夾起一些食物再一邊說著「好好吃」，一邊慢慢地假裝在吃東西。
3. 過年時餐桌上的食物多半是用炒的，即使是蔬菜熱量也不容小覷，所以不建議每道菜都吃，專攻某一道菜就好。
4. 年糕湯、松糕、煎餅是三大禁吃組合！但站在人類角度上，不吃煎餅是減肥者的義務，但是年糕湯和松糕起碼要吃一些才行。而我身為家中唯一的女兒，年過30卻還未出嫁，所以長輩們特別關心我，以致我曾經滿嘴塞滿年糕再到洗手間吐出來。雖然說浪費食物會遭天譴，但我寧願遭天譴。總而言之，人活著不是就要好好過日子嗎？
5. 如果什麼都不管用，那就安排一天放縱日盡情吃吧！切記只能選一天，因為過節期間一路狂吃真的會出事啊！一天就只能一天，務必下定決心和繃緊神經！

每天寫減肥日記，
客觀檢視吃下肚的食物

經常有人問我：「你到底為什麼會變胖？甚至破百？」現在就來告訴大家為什麼！

首先，我要控訴我媽！

我的爸媽都有工作，且十分忙碌，忙到沒有時間照顧我，所以我從小就愛吃速食，例如泡麵、火腿、鮪魚、餅乾、炸雞、漢堡、巧克力、冰淇淋等。放學回家後家裡沒有半個人，因此我經常吃泡麵打發一餐；有飯吃的話會煎香腸或火腿當作配菜，待我長大後這儼然成為我的終生習慣，只要沒有火腿或豬排這類的配菜，內心就會感到莫名空虛。

另外還有一件事！我媽超愛吃餅乾，所以家裡經常有餅乾和冰淇淋。可是年幼的孩子懂什麼！家裡常見且吃過後覺得好吃，當然會一直吃呀，於是我就這樣吃上癮了。吃了餅乾這類零食後馬上又會肚子餓，導致我好像一整天都在吃東西，這樣當然會發胖啊！當時我一度納悶，「其他朋友好像也跟我一樣吃得差不多，可是為什麼只有我變胖？我可能是易胖體質吧？」不過自從開始寫減肥日記後，我終於明白，根本不是什麼易胖體質作祟，而是因為「不由自主」地吃進嘴裡的食物量真的相當可觀。

不經意放入口中的一顆糖、口渴灌下的一瓶飲料，這些東西一再囤積，最後紮紮實實地變成我身上的脂肪。如果你真心想要減肥，可以先試著寫減肥日記，就算麻煩也要試著寫寫看，仔細檢視自己一天之內，究竟吃了什麼食物，才能發現自己「多吃了什麼」，有效控制進食量。

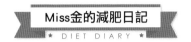

Miss金的減肥日記
★ DIET DIARY ★

1 做的任何運動全部記下！

2 所有吃進肚子裡的食物也都要通通記下！

Date / /					
運動紀錄			**飲食紀錄**		
時間	名稱	次數	時間	食物	攝取量（kcal）
:			:		
:			:		
:			:		
:			:		
:			:		
:			:		
:			:		
memo.			1 天的開水總攝取量 （1 杯 500ml） memo.		

Date / /					
運動紀錄			**飲食紀錄**		
時間	名稱	次數	時間	食物	攝取量（kcal）
:			:		
:			:		
:			:		
:			:		
:			:		
:			:		
:			:		
memo.			1 天的開水總攝取量 （1 杯 500ml） memo.		

＊可至 cypressbook 部落格無限下載「Miss 金的減肥日記」空白檔案。
（http://blog.naver.com/cypressbook）

Miss 金獨創！
抑制食欲的 5 大妙方

1. 用餐前 30 分鐘喝一大杯水

如果外出用餐，當令人胃口大開的美食端到眼前時，我會馬上到洗手間冷靜 5 分鐘，並跟同行的朋友說我腸胃不太舒服，待一段時間再出來，並告訴朋友你們先吃。從洗手間回來後，擺盤精美的美食早已杯盤狼藉，這麼一來，旺盛的食欲多少可以獲得控制。

2. 家裡千萬不要囤積糧食

如果你和家人一起住，這點可能無法如你所願，只好在家時除了正餐外別吃任何東西，不然就是乾脆別在冰箱四周遊蕩。三不五時想起餅乾或麵包時，我會直接出門買來吃再回家。真的想吃什麼東西時就在外面解決！不過我比較懶散又討厭出門，所以通常是忍住不吃。

3. 要吃，就要專心吃

不要邊吃邊看電視，不要邊吃邊工作，不要邊吃邊讀書，不要邊吃邊看手機。當你現在正瘋狂將食物放入口中時，可別毫無罪惡感地做著其他不相干的事！你只要放空專心吃就好；吃東西，也是很神聖的行為。

4. 使用筷子吃飯

吃東西時務必使用筷子，不用湯匙，這麼做能大幅減少每一次放進嘴裡的分量，有效控制進食量。

5. 在家中放一面全身鏡

我的家裡有一面超大的全身鏡，吃零食時會不經意地照一下鏡子，一旦看到自己拚命猛吃的模樣，食欲就會驟然下降。

推薦給減肥者的
外食&便利商店食物清單

　　雖然說常吃外食容易發胖，但我還是有一些健康的外食名單，想要推薦給各位。

　　越南春捲的米紙雖屬碳水化合物，不過因為其蔬菜攝取量相對較大，所以根本不用擔心，反正去其他地方照樣會把更驚人的食物吃得一乾二淨！然而，有時吃什麼的選擇權不在我身上，這時就要從既有的食物中聰明挑出自己應該吃的食物。

　　聚會時常去的家庭式餐廳、吃到飽餐廳等通常會有沙拉吧，這時，我會先在盤子上裝滿沙拉，從沙拉開始吃起；如果是韓式餐館，那就點韓式拌飯，但只能吃半碗並拌入少許辣椒醬與蔬菜品嚐，不僅熱量低，營養也相當均勻，是非常適合減肥者的外食選擇。

　　另外，便利商店也有代餐或適合當作點心的食物，像是茶葉蛋、豆漿、御飯糰等，近來也有許多販售新鮮水果的店家，可以買一些香蕉或蘋果來吃。我最愛拿蟹肉棒當零食吃了。無論是吃外食還是便利商店的食物，只要謹記這件事就好：當心湯湯水水與含有澱粉的食物！其他食物則是控制得宜、聰明挑著吃即可。

Miss 金的 健康外食 推薦	● 日式涮涮鍋 ● 越南春捲 ● 海鮮料理、烤魚 ● 韓式拌飯 ● 菜包飯、壽司	Miss 金的 便利商店 食物推薦	● 茶葉蛋 ● 豆漿 ● 御飯糰 ● 水果 ● 蟹肉棒

減肥者嚴禁食用的
食物黑名單

　　我經常被問：「你都吃什麼？」、「要吃什麼才會瘦？」哈～我想大家都十分好奇我到底是吃了什麼才瘦身成功。現在，我就要正式公開我的飲食清單與黑名單。只要將這篇文章當作是一名 20 歲出頭的減肥者（而非正規教練）在分享她成功減重 50 公斤的飲食清單就好；它既不是正確答案，也不是既定慣例，純粹只是想將減肥期間所使用過的飲食清單，與大家分享！僅供大家參考！

　　事實上，我不是另外設定飲食清單後照著吃，而是擬訂一套自己做得到的「飲食原則」。首先，假如你沒信心遵照飲食清單履行 1 年以上，那就淘汰那份飲食清單吧！只吃雞胸肉、聖女小番茄、地瓜、低鹽餐的減肥方式你能持續到何時？我強調過許多次，我超級貪吃，如果要我只吃那些東西，活著根本毫無意義。取而代之的是，我會堅守以下原則：

1 睡前 4 小時除了水，什麼都不吃。

2 多吃配菜，白飯只吃 1/3 碗，且配菜調味要清淡。

3 外出用餐時，上菜前先到洗手間自我冷靜。

4 不管是吃零食或吃飯，食物放入口中前先灌 500ml 的白開水。（對身體來說，這招可能不是好辦法，但當時的我除了減肥什麼都不在乎！）

5 白色食物只吃 1/3（這裡說的白色食物，是指白飯、白麵條、白吐司等精緻碳水化合物）。

6 1 周安排 1 天放縱日。除了酒之外，這天可以盡情吃自己想吃的食物，對長期減肥者的心靈健康而言，相當有益！

　　另外，每周有6天我會擬訂禁吃的食物黑名單，並且嚴格地努力遵守。除了三頓正餐之外，盡量不吃任何東西。想吃什麼就在外面吃，不帶回家。排除正餐，若是真的有很想吃的食物，只要想到這是花錢買來的、不是別人請的，我就會再三多思考一下。

Miss金的 食物黑名單	● 餅乾
	● 麵包
	● 年糕
	● 冰淇淋
	● 碳酸飲料
	● 含糖飲料
	● 巧克力
	● 摩卡咖啡等含有打發鮮奶油的咖啡
	● 加工食品（火腿、香腸、罐頭、水果等）
	● 酒
	● 別人給的食物

　　此外，免不了有公司聚餐或吃外食的上班族，根本不方便每天帶減肥便當；其實你可以一如既往地跟同事們吃午餐，但試著減少用餐量，同時避開上述的食物黑名單即可。暫且不說其他食物，但我們至少可以憑自己的意志力拒吃這些黑名單食物，再說我們還有放縱日，一邊想著一邊撐下去，一定能忍住，因為，我一定要瘦身成功！

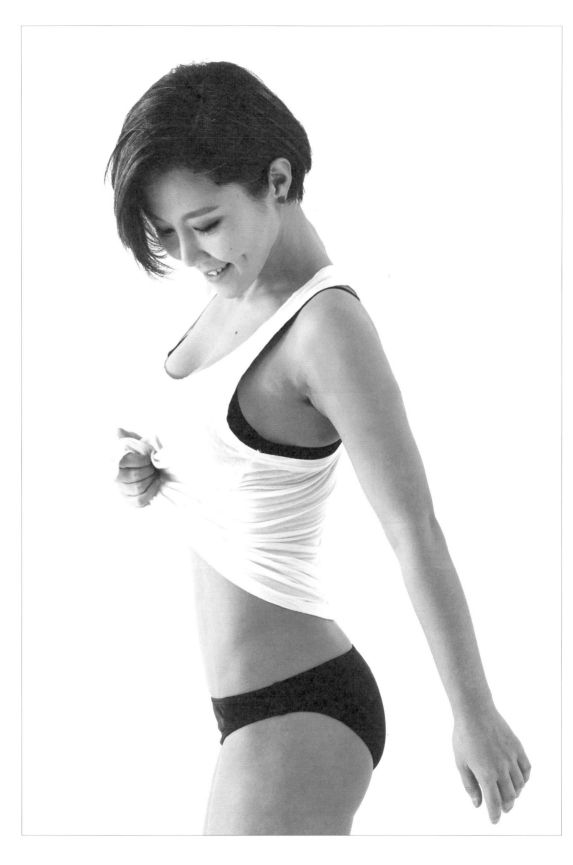

TWO

運動篇

想消除贅肉，卻害怕運動、對運動感
到陌生、覺得運動太累人，或是討厭
運動的女生們，請務必仔細看本章！
運動？絕對比想像中簡單、有趣！看
起來不怎麼樣的動作卻有極佳的減肥
效果喔！來吧～大家一起來運動！

運動，
從何開始？

許多減肥者都如此高喊著：

「明天開始減肥！」
「下星期一開始運動！」

可是究竟為何要從明天或星期一才開始呢？

瞭解實際運動後有多累人？或是喜歡身體難以隨心所欲活動的感覺？假如你擁有可以抵抗萬有引力的能力，那就依照你的計畫再享受一下，星期一再開始運動；但如果你沒有能力，那就請現在馬上開始運動！

我們每天、每小時、每秒都在逐漸「衰老」中，令我們感到震驚厭惡的「老化」問題紛紛找上每個人。今天都不運動了，明天還有可能運動嗎？明天又有另一個今天在等待著，而且那個明天還是比今天更晚一天的今天。今天不運動的話，明天會更不想運動，後天會更更更～不想運動，大後天甚至會連自己想要運動的動力，都忘得一乾二淨。所以：

下定決心要好好運動的那一刻起，
請立刻穿上運動鞋出門。

不管怎樣，出門就對了！邊聽音樂邊走路、上下樓梯來回數趟、在家做 4～5 次深蹲，以上全部都是運動。運動一點也不難，更不需要什麼大排場。運動的過程中，最困難的就是「開始」，然而一旦開始後你的身體自然就會跟上你的腳步了。

只要衝破「開始」的關卡，運動一點也不難

體重突破 100 公斤的時候，我的理由總是一大堆，懶惰得不得了，那時的我並不知道自己每天都在拚命為自己找無法運動的藉口。不過現在不一樣了，即使是多出極短暫的片刻，我也會多活動身體、多運動，就算一天只有 15 分鐘也無所謂。

你還在為公司聚餐、生性偷懶、生理期、難以控制的暴飲暴食等因素而煩惱嗎？廢話不多說，快運動吧！或許你會說：想運動但沒時間？怎麼可能！你有時間睡覺、吃飯、上廁所，卻沒有時間運動？

突破 100 公斤時的我難道不想偷懶嗎？

我也是女生，難道沒有碰過生理期嗎？

難道我就沒有非去不可的公司聚餐嗎？

事到如今，你依然要吃完眼前的美食再減肥嗎？如果你仍舊如此執迷不悟的話，只會越來越胖；而且之後為了甩掉更多的贅肉，甚至必須投注更多的心力與時間，更加辛苦，為何非得挑這麼難走的路？請再好好地想一想，自己是不是真的非常想要瘦下來，還有為什麼就是瘦不下來。說不定你總是在找失敗的藉口，企圖將自己的行為合理化；我想這個答案，只有你本人最清楚。

運動，是自己與身體對話的唯一時間，也是僅能運用在自己身上的寶貴時間！當然要從今天開始運動，就從現在開始！而且能早一天是一天！快～動起來！

運動強度、長短不是重點，持之以恆才是關鍵

我曾深受下半身肌肉疼痛所擾；當時別說爬樓梯了，連上廁所都苦不堪言。屁股、大腿前後側全部緊繃得不得了，完全動彈不得。雖然不論什麼運動，越累、越緊繃，效果才會好；甚至在肌力訓練中，有項名為「Three more reps」（編按：意指運動到達極限時，在輔助者的幫助下多做3下的方法）的運動方式。

我也曾跟精疲力盡的學員們說，「覺得快累死時再做3下！來最後3下！」讓他們多運動一會下；我自己也是如此。可是自從嚐過劇烈的肌肉疼痛後，我就在思考，如果過度勉強自己的運動，是不是會讓自己更討厭運動呢？對我而言，縱使運動早已成為我生活的一部分，但現在有時做完運動還是會有「吼，煩死了！真難受！這什麼嘛！」的念頭；我想，或許這就大家討厭運動的原因。

在健身中心上私人訓練課程的學員中，許多人一開始十分貪心，瘋狂地做高強度的運動，但往往在卯足全力運動幾天後便從此消聲匿跡。我想他們可能挨挨叫個好一陣子，最後為肌肉疼痛所苦而不再喜歡運動。

我們既不是運動選手，也不是要準備拍寫真集的明星，就不用強迫自己勉強大量運動啊！更別叫運動新手「覺得快累死時再做1下！」只要做到「啊～累死人了，但是好痛快！」的程度，這樣即使隔天覺得肌肉有些痠痛，他們也會欣然接受。切記，一旦運動後會痠痛到會影響日常生活，那它絕對是無法持之以恆的；這樣的運動，一點用處也沒有。

「運動頻率」比「運動強度」更重要

換言之，運動的重點不在於強度高低，而是時間的多寡，並在運動過程中，仔細和身體對話。

「好怕去運動！每次運動回來全身都又累又痛！」
「好想去運動！好想念運動後的舒暢感！」

　　如果你是運動新手，當然要發出後者的聲音。傾聽身體說的話，千萬不要像補寫成堆的積欠作業一樣，突然卯起勁來運動；1 天運動 15 分鐘就綽綽有餘了！

　　對於運動新手而言，每天一有空就持續刺激自己的身體，效果會好上 1 萬倍！初學者如果一開始就擬定不切實際的運動計畫，說不定在還沒開始運動前，就已感到負擔重重、力不從心。例如，你規定 1 天至少要運動 1 小時 30 分鐘，可是卻只運動 1 小時，這樣只會讓自己感到內疚；所以我建議擬訂「只要運動 15 分鐘就好」的計畫，當你覺得「哦？今天狀況不錯喔？」並因而運動了 20 分鐘，說有多得意就有多得意！還能在運動中獲得額外的成就感。

　　身體是慢熟的朋友，多花一點時間，讓它和運動成為一輩子的好朋友吧！因為運動後流下的汗水，絕對不會背叛你。

今天要做什麼運動？
設立明確目標，提升訓練效率

　　許多人好不容易下定決心去健身中心了，卻不知道該做什麼運動，只好在跑步機四周打轉，不然就是到處探頭探腦的，一點方向也沒有。雖然平常在網路或社群網站上看過不少運動影片或動作，可是每當來到健身中心，腦海總是變成一片空白，成了「我什麼都不知道」的白紙狀態。其實我也一樣，所以我每晚都會先決定好隔天要做的運動才睡。「嗯，今天做了下半身運動，那明天要做背部和手臂運動。側腹部好像胖了一點，那也做些側腹部運動吧！」只要像這樣大略決定好運動部位，一整天就會興奮不已。先有了目標，在觀看運動影片時還會想到「還有什麼背部運動？」更能具體找出想要的影片。

　　截至目前為止，我訓練過包括我自己在內的諸位女性後發現，女生一旦清楚知道自己現在正在進行瘦「哪裡」的運動，力量就會明顯提升。即使早已瀕臨累死狀態，但只要一想到現在做的深蹲，可以消滅臀部和大腿後側的贅肉，就能堅持到最後，甚至多蹲 3 下，發揮超人般的力量！為此，不論是去健身中心或在家運動，千萬別毫無準備地打開一個影片照著做，而是仔細衡量這是讓身體哪個部位更有力、更有彈性的運動，以及這個運動有什麼效果後再開始。

大部分的運動影片一開始都有運動名稱，
所以邁向「女神」的第一項任務就是記住運動名稱！

　　至少要將自己經常做的動作名稱記起來，如此一來，在搜尋影片的時候才能仔細研究怎麼運動效果會更好，以及怎麼做才能有效刺激身體等。多關心自己的身體，並認真雕塑身上的每個部位，讓它更加美麗動人。

運動時的我，
是不是更有魅力？

　　工作忙碌、生活壓力大、每天被時間追趕的我們，日常中究竟有多少時間可以稱讚或看看自己？所以我認為，「運動」是唯一可以讓你靜下心，仔細檢視自己外貌和心靈的寶貴時間。

　　事情發生在我首次來到健身中心時，當天在學捲腹運動，但自己照映在鏡子中的模樣奇醜無比，肥厚的肚腩導致我根本起不來，不想看鏡子的我只好緊閉雙眼。幸好在動作一再重複的情況下，腹部伴隨而來的劇烈疼痛讓我早已不將自己的醜模樣放在眼裡。

　　可是進行「深蹲」動作的那天，可就不一樣了。雖然自己屁股往後坐的模樣有點可笑，然而在我身上竟能明顯看出超大的大寫字母 S，覺得非常有趣；另外，還有一次躺著做「橋式」，奇怪？我怎麼看起來有些性感？別人聽到可能會覺得笑死人了，但這卻是我出生以來頭一次覺得自己真是性感極了。

　　開始嘗試運動吧！或許你會在第一次的運動中發現自己未知的隱藏曲線，並為此感到欣喜若狂啊！做出看似做不到的動作的自己、穿上運動鞋的自己、使出渾身解數的自己、運動後深埋在肥肉中不見蹤影的鎖骨上方大汗淋漓的自己，以及一頭亂髮與紅通通的臉頰，是不是真的有些性感呢？不妨就把運動時間，當做是展現自我的機會吧！

認真運動的女人最美麗，

一起加油！

洗手間，是最好健身房

　　事實上，剛開始減肥的我不過才 20 歲出頭，根本沒錢每個月報名健身中心。當時我是髮廊員工，如同大部分的學徒工作一樣，必須靠著這份薪水支付交通費、伙食費和房租等，開銷十分吃緊。由於工作時間非常漫長，又必須勤加練習，以致我根本撥不出多餘的時間運動。對於當時的我而言，洗手間就是最好的健身房！

　　你知道在洗手間能做的運動，有非常多嗎？例如刷牙的同時向後抬腿或向側邊抬腿、重複臀部輕輕碰到馬桶再站起來的動作、推牆動作等。現在，強調隨時隨地都能做運動越來越多，有些甚至僅需1坪大左右的小空間就能進行，而且不用非得專心運動 1 小時，只要一有空做 10 次，刺激身體局部肌肉，效果就會相當不錯！多利用洗手間吧！它將帶領你通往變瘦、變苗條的捷徑！

運動不需要大排場或多麼寬廣的空間，
只要將自己準備好，隨時隨地都能運動！

扶牆側抬腿

單手扶牆,將外側的腿往旁邊抬起至骨盆的高度,感受肌肉緊繃即可;重複抬起、放下數次。

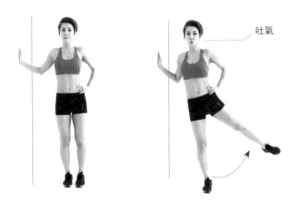

吐氣

扶牆後抬腿

雙手扶牆,單腳向後抬起至後方肌肉有感的高度即可;重複抬起、放下數次至後側大腿肌肉有痠痛感為止。

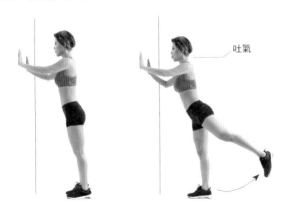

吐氣

瞭解健身運動的正確順序，
預防受傷又可提升效果

　　許多女生為了減肥、健康、體態著想而報名健身房，卻不知道該先做什麼運動，所以只好瘋狂做有氧運動，例如健走或騎自行車等。光看健身房中最受女生歡迎的運動器材：跑步機和飛輪車，便可想而知，大家一定覺得只要瘋狂流汗，就能練出凹凸有致的身材。錯！錯！錯！這樣是絕對不可能打造出曼妙且緊實有彈性的身材。拚死拚活做有氧運動不但會瘦得毫無彈性可言，而且也無法大量消耗卡路里。

　　健身運動，實際上有一定的先後順序，遵照次序的運動不僅更有效率，還能預防受傷。現在，就由我來告訴運動新手們，在健身房務必遵循的運動三步驟。

　　首先，運動分為三大類，分別是無氧運動、有氧運動和伸展運動。如上述所言，健走、慢跑、騎自行車、游泳等需要氧氣參與的運動為有氧運動，其使用脂肪作為能源，具有極佳的燃脂效果。無氧運動亦即肌力訓練，除了著名的深蹲、硬舉、仰臥推舉等這類利用自己身體的自體重量（body weight）訓練外，也可藉助器材協助，增加負重。最後的伸展運動，就是提升肌肉柔軟度或修復肌肉，一般伸展和瑜伽都屬於此類。好，基本的內容解說到此結束，接著正式來瞭解健身運動的正確順序吧！

健身運動的正確順序

1. 暖身（5～10分鐘）：輕鬆的有氧運動＋伸展

　　暖身的目的是為了讓身體發熱、肌肉放鬆，做好隨時可進入運動的準備。建議透過5分鐘左右的輕微有氧運動放鬆身體，再以簡易的伸展收尾。基本上暖身的最大用處，就是預防運動傷害。

2. 主要運動（做到自己的力量發揮到淋漓盡致為止！）：肌力訓練

　　先從深蹲開始，再做仰臥推舉、硬舉等可善用健身房器材的運動，但請務必在不過度勉強的前提下進行。建議先向健身房員工或教練徵詢器材的使用方法，待熟悉正確使用方法後再使用。若目標是減重的女生，在這個階段可以多做一套有氧運動，以 40 分鐘～1 小時為宜。另外也可以善加利用跑步機或飛輪車等健身房器材。如果目標不是減重的女生，做完肌力訓練後，也可以一周進行 2～3 次、每次 20 分鐘左右的有氧運動。

3. 收操（從容不迫地慢慢進行）：伸展運動

　　伸展運動是健身運動的最後階段，相當於靜態伸展，建議在健身結束後進行 10～15 分鐘左右。為什麼運動後要伸展呢？因為伸展有助於消除運動期間所堆積的乳酸，同時放鬆肌肉、美化線條。伸展非常重要，千萬不要嫌麻煩而忽略呀！

　　請各位務必遵循健身運動的順序，才能避免運動傷害，稍有不慎就可能會因小失大喔！這就是減肥。運動時只要多加注意，減肥的學習路程將會更有效率和順暢。

專為高度肥胖者準備的健身技巧

　　假如是平常鮮少運動的高度肥胖運動新手，上述的運動順序，可能就不適用。建議先進行 1 個月的伸展和快走，同時搭配飲食控制，鍛鍊基礎體力後再報名健身房。如果一開始因幹勁十足而突然去慢跑，或是企圖從事肌力訓練等高強度運動，身體往往會負荷不了而受傷，導致變得更討厭運動。欲速則不達，請務必給身體 1 個月的時間，慢慢適應運動的節奏。

身體，
是最好的健身教練

　　10年前還沒有功能性運動檢測、壺鈴等種類多樣的運動，單靠身體徒手能進行的居家訓練也只有深蹲、弓箭步、伏地挺身等運動。因此，我常常說：「當時每天只能重複做深蹲和弓箭步！去健身房也只能跑跑步機！現在多幸福，只要在網路上搜尋想瘦哪裡的運動，就會跑出一大堆，而且還很有意思！」然而，每件事都是一體兩面，有好就有壞。

　　「有人靠這個運動瘦下來。」「是嗎？有人做那個運動反而變胖。」

　　「睡前要喝水。」「才不是，睡前喝水不好。」

　　「聽說空腹運動很好？」「才不是，空腹運動身體會出問題。」

　　當我們的選擇越多元時，就越沒有唯一正確答案，只剩下一堆不知是否有用的減肥資訊：到底是要減肥還是不要減肥、要運動還是不要運動？動搖我們減肥的意志。以前，光是專心運動就分身乏術了，現在還要擔心「我這麼做對嗎？」。

　　其實沒有所謂的標準答案。每個人的體質不同，有些運動方式適合自己，所以瘦得快，但有些運動方式反而會產生反效果。就我而言，我只是默默堅持自己「對」的方法，因此才有辦法毫不動搖地堅持下去。舉例來說，快走和跳繩讓我成功甩掉最多體重，可是運動當下我最常聽到的話就是：跳繩只會讓胸部變小，而且小腿還會變粗。不過對我來說，跳繩是所有有氧運動中最受用的，也讓我覺得瘦身效果最好的，所以我從不在乎旁人的言論，持之以恆地跳下去。如果每件事都放在心上，只會徒增煩惱，如此，迎向曼妙身材的日子也會離我們更加遙遠。有時間猶豫，不如動起來！身體，是最誠實、也是最瞭解自己的瘦身方法。

減肥沒有訣竅：你我都知道要「少吃多動」，僅此而已。

減肥，沒有一體適用的方法

對其他人來說，我的運動方式可能有效，也可能無效。就我自己而言，最有效的瘦身方法，就是是慢慢減肥：每周少量運動 6 次、戒掉零食、正餐照吃。有人適合我的運動方式，也有人不適合。每個人都可以找到適合自己的瘦身方法，甚至成為一位成功的減肥指導者。

我以前去的健身房，有位留著一頭黑色長髮、身材玲瓏姣好的女教練（我的反向捲腹的動作就是她教的）。我們的相遇十分短暫，而她教我的運動也僅此一個，但是她的說一句話對我影響力之大，至今依然記憶猶新。

不斷運動讓我有股大腿越來越結實、越來越粗壯的感覺，於是我忍不住問她：「做下半身運動大腿會不會變得更粗壯？」，沒想到她竟然反問我：「做肌力訓練不會變粗壯，你覺得我壯嗎？」，當然不會！對我而來，那位教練真的是位大人物，當下我真的非常想成為一位教練。從那時起，我開始認真做肌力訓練，不再對肌力訓練有絲毫懷疑。

我想在胸前掛上教練名牌，成為一位優秀的教練；我想重整減重 50 公斤期間所經歷的無數次失敗，盡量幫助跟我有相同煩惱的女生；我想撫慰她們的茫然若失與絕望；我想成為在她們身旁一起哭、一起笑、讓她們真心感受到運動樂趣的教練。如果我熱切呼喊「你真的做得到」、「千萬別放棄」、「千萬別著急」，那麼我焦慮的心能否傳達出去？我想告訴各位女孩們，只要持之以恆一定做得到，可是單憑我的三言兩語根本不足以道盡一切。你們可能不知道吧！你比自己所想的還要厲害，你擁有無限潛力，你是多麼地美麗動人。如果大家都能明白就太好了。

別動搖了，只要你持之以恆地向前邁進，你的身體以及你曾經流過的汗，一定會報答你！還有，千萬別被任何食品廣告誘惑，沒有東西吃了就會瘦，除了水以外。

為什麼？為什麼？
怎麼運動都瘦不下來！

許多人總是納悶著「運動一陣子了，為什麼還不瘦啊？」

事實上，所謂的「瘦下來」不只有關注體重而已，還有其他諸如 BMI、體脂肪和目測的體態等。為此，我建議開始運動前，先進行「身體組成分析」檢查，也就是所謂的 Inbody 測量。雖然不能百分之百相信，但至少比體重計來得精準多了。有運動但體重反而增加，有時候可能是「肌肉量」上升的緣故。肌肉比脂肪重，即使體重增加了，但整體的身材尺寸卻會明顯縮水，健康當然也會更加改善，所以千萬別對那 1、2 公斤的體重耿耿於懷。

檢視你為何瘦不下來的 5 大 QA

Q 運動前後忘記做伸展嗎？

A 如果要消除運動後堆積的乳酸和美化肌肉線條等，做伸展最有效，所以運動前、後伸展一定要做！就我個人而言，就算只有運動 30 分鐘，最後 5 分鐘一定會用來做伸展，充分紓緩、放鬆肌肉。

Q 運動時有全神貫注嗎？

A 原則上，定期進行 20 分鐘以上的有氧運動，就能強化心臟、預防各種疾病。不過，假如你的目標是減少體脂肪，除了定期做有氧運動外，運動時的專注力更重要。如果你運動時是游刃有餘的看手機或電視，那就別妄想能甩掉體脂肪！想要徹底消滅體脂肪，你就要做明顯感受到「我正在運動！超累人」的有氧運動。

Q 每天都重複相同強度、做法的運動嗎？

A 如果經常重複相同強度的運動，就會導致運動成效不彰。身體的適應力很強，一旦適應該運動強度後，停滯期就會提早來報到，因此若想持續見效，勢必要進行不同強度與做法的運動，切勿每天進行相同運動！假如你覺得做完運動不怎麼累，就代表該運動效果下降，應該要換運動了。

Q 有運動，所以可以多吃一點無所謂？

A 如果你是為了健康而運動，這麼說就有道理。但如果你是為了要減肥才運動，那千萬不可以！你有聽過滿是肌肉的胖子吧？這麼做就是變成肌肉胖子的捷徑。

Q 除了運動時間外，日常生活中有多動嗎？

A 除了運動時間外，平時也要經常活動身子。相信你一定知道平時多活動有多麼重要，例如多走樓梯、一有空就伸展一下、整理環境、做家事、提前一站下車等。平時就要經常多活動，效果才會好！

　　有時，減肥也要用點小聰明，這樣才會瘦得快、瘦得更輕鬆！多關心自己的身體，花更多心思讓自己健康地減肥成功。千萬別忘了！你比你自己所想的還要堅強好幾倍，一定會成功的！

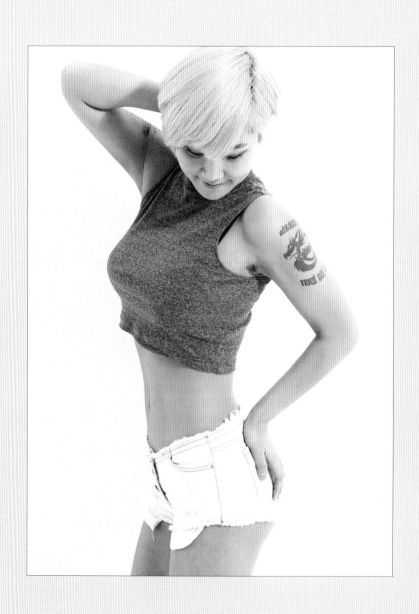

60招徒手肌力訓練

A >>>> 消除腋下贅肉

B >>>> 打擊肥軟蝴蝶袖

C >>>> 雕塑名模美肩

D >>>> 打造完美川字肌

E >>>> 練出超殺性感美背

F >>>> 消除泡芙腰間肉

G >>>> 下半身終極鍛鍊

H >>>> 打造性感蜜桃臀

I >>>> 消滅萬年蘿蔔腿

J >>>> 全身燃脂運動

獨家收錄

• 每天15分鐘，4周「居家運動計畫」
• 「我要穿上比基尼」祕密特訓
  上半身篇／下半身篇／全身篇

※ 未標示呼吸記號的動作時，自然呼吸即可。

※ 動作的組數間有 10〜30 秒的休息時間，可依自身需求適時休息。

消除腋下贅肉

我要在今年夏天穿上無袖上衣！

EXERCISE **A1**
平舉手臂後拉
20 次 × 2 組

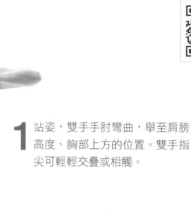

1 站姿，雙手手肘彎曲，舉至肩膀高度、胸部上方的位置。雙手指尖可輕輕交疊或相觸。

吐氣

2 雙手手肘向後推。動作時盡量維持手臂高度，感覺兩邊肩胛骨好像要碰在一起一樣。重複 20 次後休息 10～30 秒，接著再做 1 組。

back

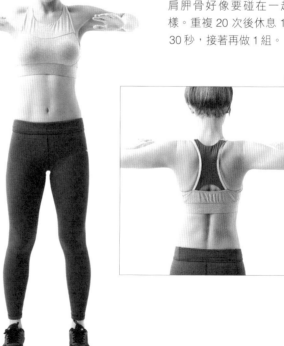

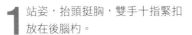

手肘左右拉伸
10 次 × 2 組

1 站姿，抬頭挺胸，雙手十指緊扣放在後腦杓。

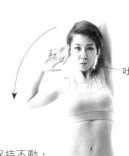

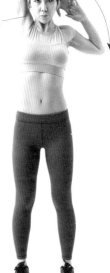

吐氣

2 上半身保持不動，將手肘往右下方拉。往下拉時，要感覺右側肩胛骨有往下移的感覺。進行時盡量慢慢拉到不能拉為止。

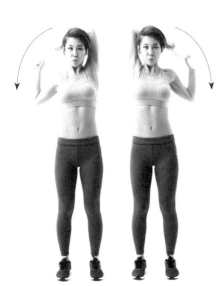

3 換邊，依相同方式將手肘往左下方拉。左右來回算 1 次，完成 10 次後休息 10～30 秒，接著再做 1 組。

TIP

如果雙手十指緊扣，置於頭部後方的動作太難，或是進行時手臂肌肉有疼痛感，可改抓毛巾試試看。

POINT 動作時，注意頸部不可過度用力，盡量放鬆，避免低頭，壓迫頸椎。

打擊肥軟蝴蝶袖

又不是要飛起來，手臂根本不需要翅膀啊！

EXERCISE **B1**

企鵝運動 I

20 次 × 3 組

2 重複手腕往內、外彎的動作。進行時，將意識放在手臂肌肉，用力地慢慢彎折。內外來回算 1 次，完成 20 次後休息 10～30 秒，接著再做 2 組。

1 站姿，雙腳張開與肩同寬，雙臂向下伸直，手腕向外彎起。

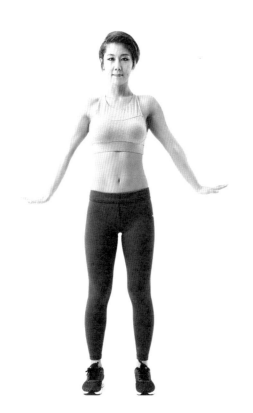

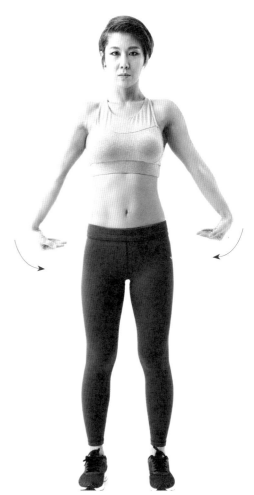

1 站姿，雙腳張開與肩同寬，雙臂向兩側伸直，手掌打開，手腕向上彎起。

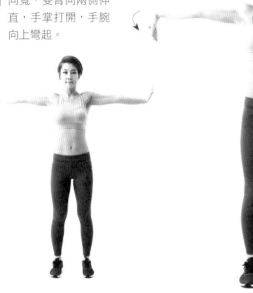

企鵝運動 II
20 次×3 組

2 重複手腕往內、外彎的動作。進行時，盡量維持手臂高度。上下來回算 1 次，完成 20 次後休息 10～30 秒，接著再做 2 組。

企鵝運動 III
20 次×3 組

1 站姿，雙腳張開與肩同寬，雙臂高舉伸直，手掌打開，手腕向外彎起。

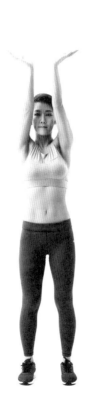

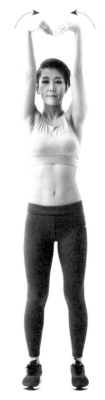

2 重複手腕往內、外彎的動作，做出一顆愛心的形狀。內外來回算 1 次，完成 20 次後休息 10～30 秒，接著再做 2 組。

拉毛巾手臂運動

12次×3組

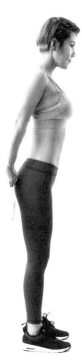

1 站姿，背部打直，手握毛巾兩端，置於腰部後方。

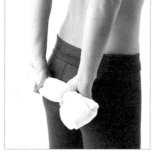

back

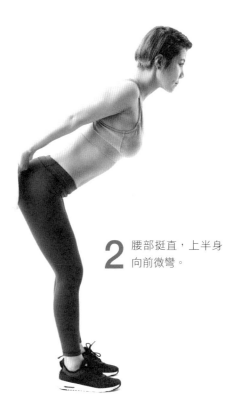

2 腰部挺直，上半身向前微彎。

— 吐氣

3 雙臂慢慢往後抬起。

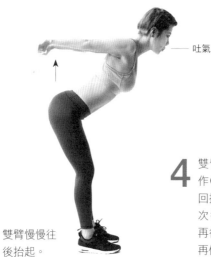

4 雙臂慢慢放下，回到動作 **2**。手臂向上、下來回拉起算 1 次，完成 12 次後休息 10～30 秒，再從動作 **1** 開始，重複再做 2 組。

手臂平舉旋轉

10 次 × 3 組

2 維持雙臂高度,慢慢將大拇指往下轉,轉到手臂肌肉有明顯緊繃感為止。上下轉動算 1 次,完成 10 次後休息 10～30 秒,接著再做 2 組。

1 站姿,雙腳張開與肩同寬。雙臂向兩側伸直,雙手握拳,豎起大拇指。

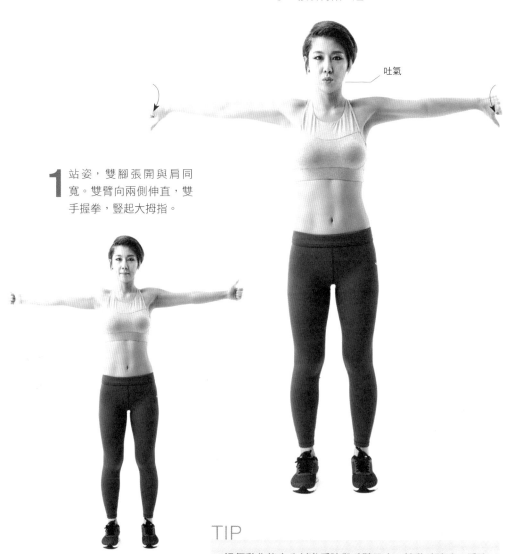

吐氣

TIP

這個動作能充分刺激肩膀與手臂肌肉。轉動手腕時,肩膀可能會發出喀擦喀擦的聲響,可能是因為使用到平常不太使用的肌肉所致。如果覺得痛,可以調整手臂高度或是不要轉動整個手腕,以不疼痛為原則,適度調整動作。

雕塑名模美肩

鍛鍊斜方肌,擁抱纖細的肩線,我也是 Top Model!

EXERCISE **C1**
十指緊扣後拉手
20 次 × 3 組

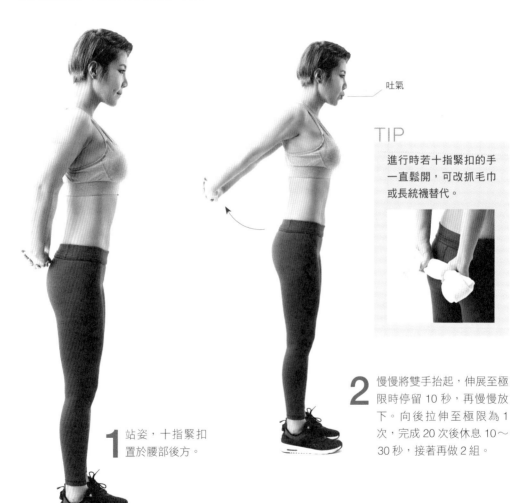

吐氣

TIP

進行時若十指緊扣的手
一直鬆開,可改抓毛巾
或長統襪替代。

1 站姿,十指緊扣
置於腰部後方。

2 慢慢將雙手抬起,伸展至極
限時停留 10 秒,再慢慢放
下。向後拉伸至極限為 1
次,完成 20 次後休息 10～
30 秒,接著再做 2 組。

烏龜運動

15 次 × 3 組

1 站姿，雙手交疊
放在鎖骨上輕壓。

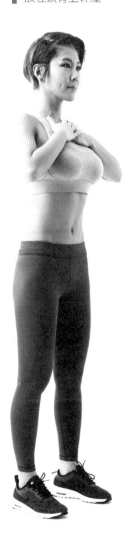

2 下巴往前推，同時將頭部往後仰，
像烏龜伸長脖子一樣。頭部抬起、
放下算 1 次，完成 15 次後休息
10～30 秒，接著再做 2 組。

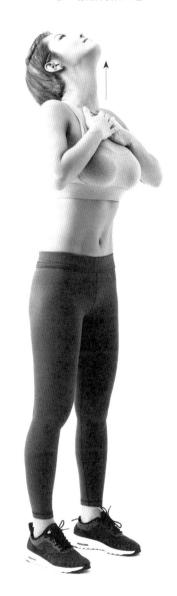

EXERCISE **C3**

斜方肌伸展 I

1 右手放在頭上，慢慢將頭往右邊彎，同時左肩朝反方向下壓，充分延展斜方肌。

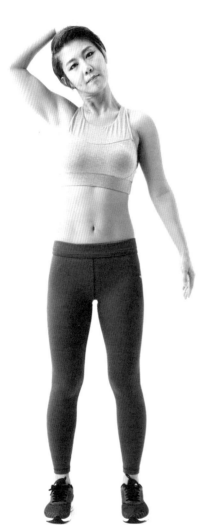

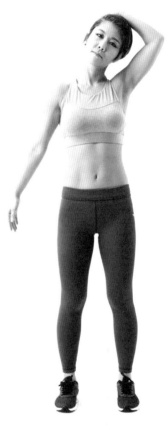

2 換左邊以相同方式進行；左右各停留 10 秒。

斜方肌伸展 II

雙手十指緊扣放在頭上，頭部慢慢向
前縮起；注意肩膀不出力。用十指緊
扣的雙手輕壓後腦勺，充分伸展頸部
後方的肌肉，停留 10 秒。

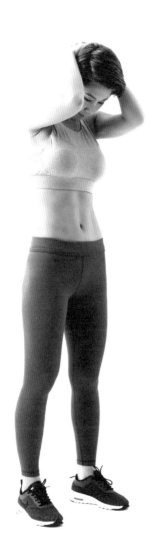

斜方肌伸展 III

雙手大拇指緊貼下巴，輕推下巴並將
頭部向後仰，徹底紓展前頸肌肉，停
留 10 秒。

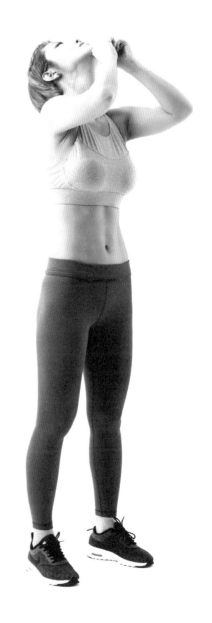

打造完美川字肌

令人厭惡的萬年鮪魚肚，今天就把腹部贅肉還給鮪魚吧！

EXERCISE D1

站姿抬膝運動

15次×3組

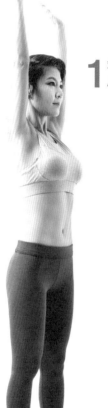

1 站姿，雙手高舉，用力伸展腹部。

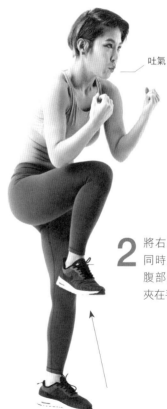

吐氣

2 將右膝拉至胸口，同時上半身微彎、腹部用力，將膝蓋夾在手肘間。

66

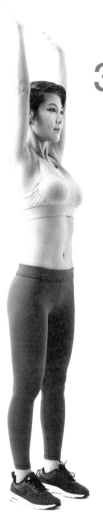

3 回到動作 ❶，再次
伸展腹部。

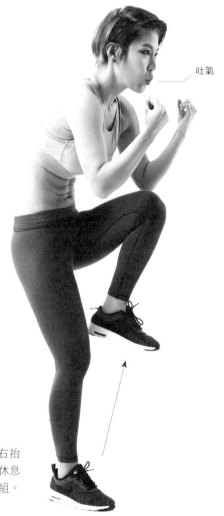

吐氣

4 換將左膝拉至胸口。左右抬
腳算 1 次，完成 15 次後休息
10～30 秒，接著再做 2 組。

仰姿左右抬腳

10 次 × 3 組

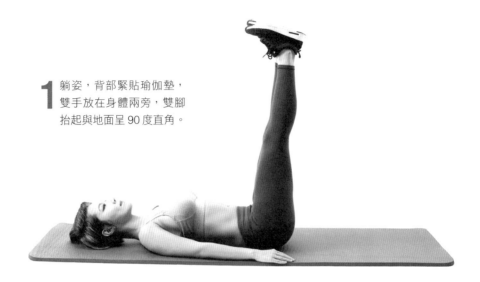

1 躺姿，背部緊貼瑜伽墊，
雙手放在身體兩旁，雙腳
抬起與地面呈 90 度直角。

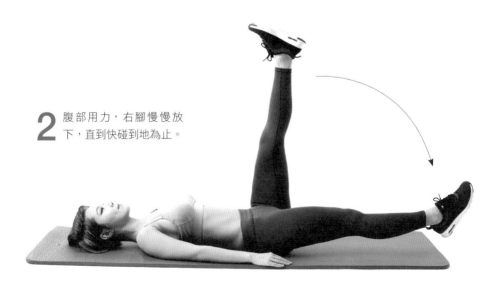

2 腹部用力，右腳慢慢放
下，直到快碰到地為止。

3 腹部持續用力，將放下的
右腳重新抬起。

吐氣

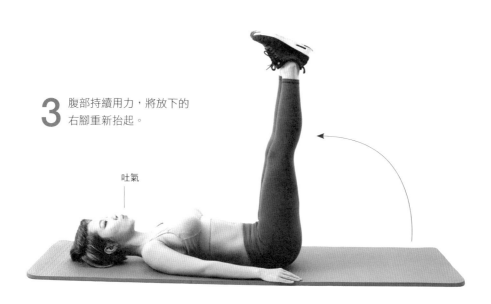

4 換左腳慢慢放下，直到快碰
到地為止。左右腳交替算 1
次，完成 10 次後休息 10～
30 秒，接著再做 2 組。

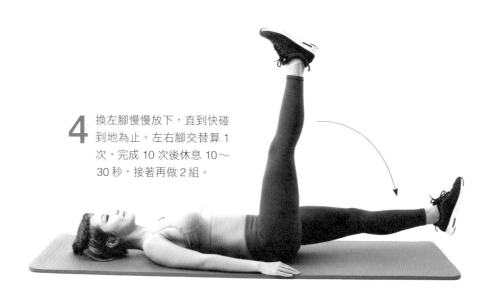

1 躺姿，背部緊貼瑜伽墊，雙手放在身體兩旁，雙腳屈膝併攏。

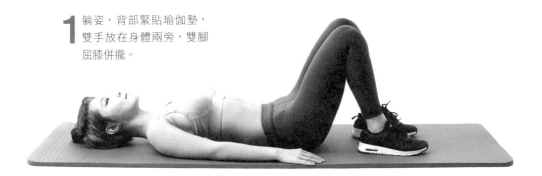

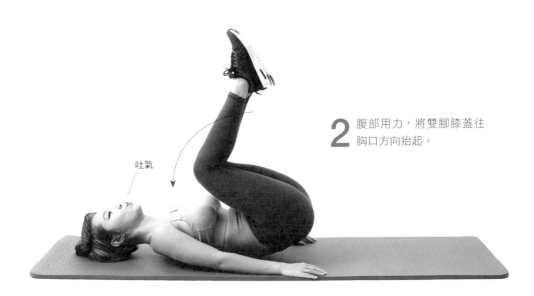

吐氣

2 腹部用力，將雙腳膝蓋往胸口方向抬起。

雙腳抬起時，注意腰部不可離
地懸空，以免腰椎受傷。

3 雙腳膝蓋朝對角線方向，完全
伸直。雙腳彎曲、伸直算 1
次，完成 15 次後休息 10〜30
秒。回到動作 ❶，再做 1 組。

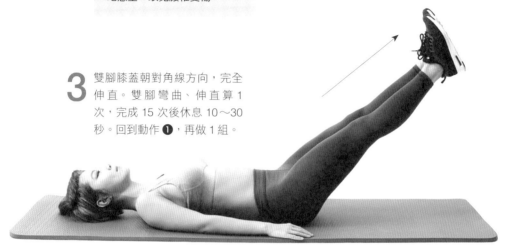

CLOSE UP

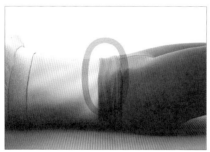

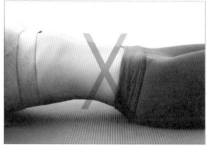

毛巾捲腹運動
15 次 × 3 組

1 躺姿，背部緊貼瑜伽墊，雙手握住毛巾兩端，再用毛巾支撐後腦勺。屈膝，雙腳張開與骨盆同寬。

吐氣

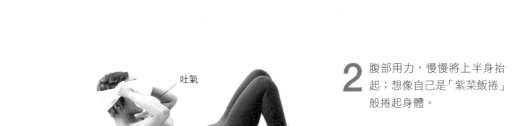

2 腹部用力，慢慢將上半身抬起；想像自己是「紫菜飯捲」般捲起身體。

TIP

請勿使用頸部的力量起身，盡量以腹部的力量，以免受傷。雙手則是輕輕幫忙一下就好。

3 腹部持續用力，上半身回到動作❶，但只讓兩側肩膀著地，頭部不著地。腹部捲起、放下算 1 次，完成 15 次後休息 10～30 秒。接著回到動作❶，再做 2 組。

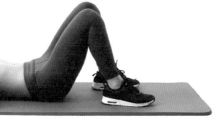

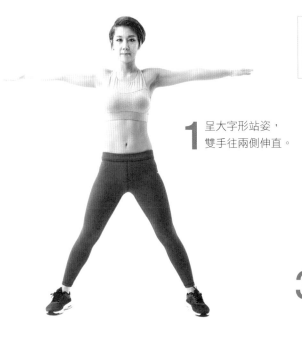

大風車運動

10 次×3 組

1 呈大字形站姿，雙手往兩側伸直。

3 換邊，改用左手指尖碰右腳踝。就算手碰不到，也要抱著盡量碰到的決心進行。左右交替算 1 次，完成 10 次後休息 10～30 秒。接著從動作 ❶ 開始，再做 2 組。

2 彎腰，同時用右手指尖碰左腳踝，讓雙臂畫出半圓形，動作越大越好。進行時，雙臂維持伸直狀態。

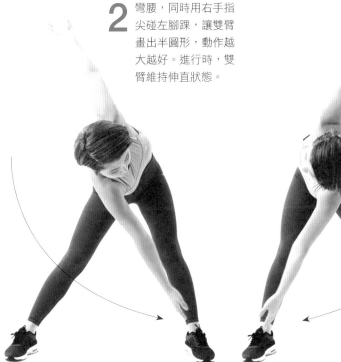

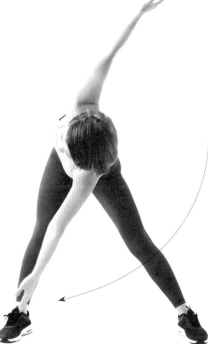

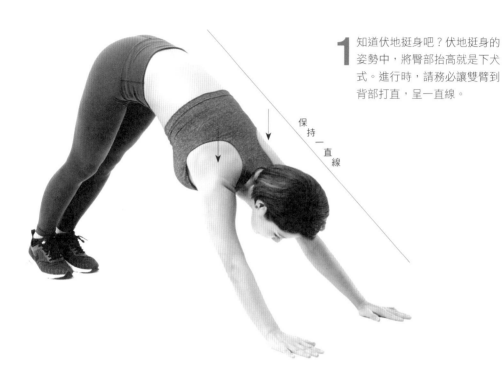

1 知道伏地挺身吧？伏地挺身的姿勢中，將臀部抬高就是下犬式。進行時，請務必讓雙臂到背部打直，呈一直線。

保持一直線

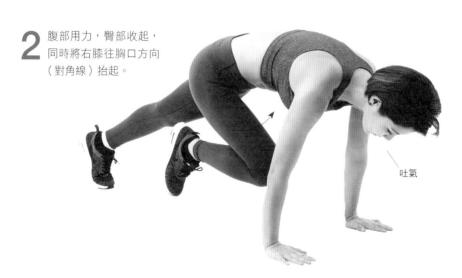

2 腹部用力，臀部收起，同時將右膝往胸口方向（對角線）抬起。

吐氣

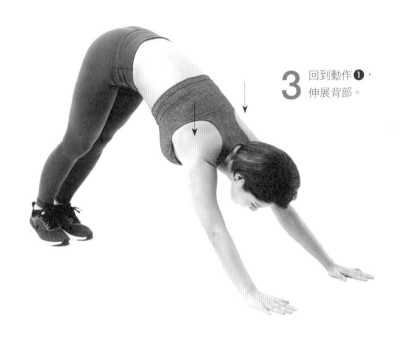

3 回到動作 **❶**，
伸展背部。

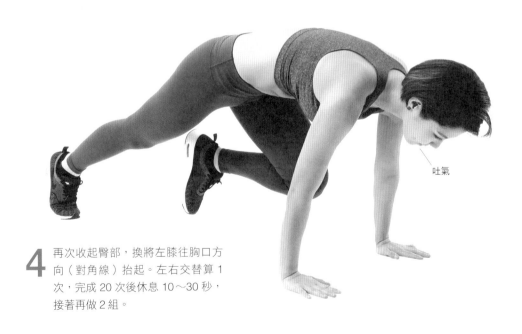

吐氣

4 再次收起臀部，換將左膝往胸口方
向（對角線）抬起。左右交替算 1
次，完成 20 次後休息 10～30 秒，
接著再做 2 組。

開合剪刀腳

10 次 × 3 組

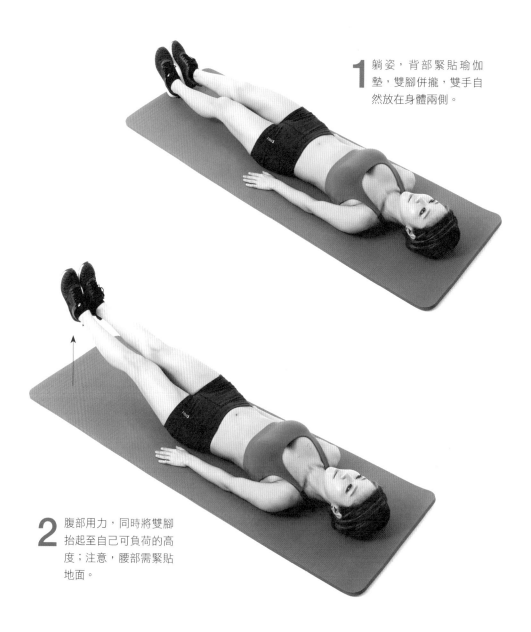

1 躺姿,背部緊貼瑜伽墊,雙腳併攏,雙手自然放在身體兩側。

2 腹部用力,同時將雙腳抬起至自己可負荷的高度;注意,腰部需緊貼地面。

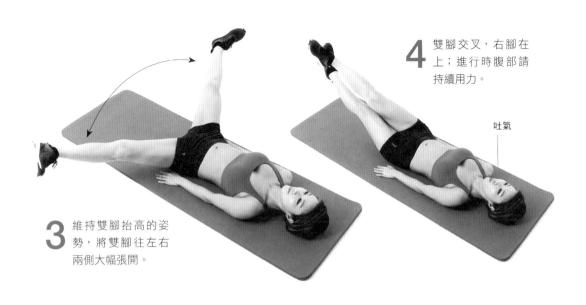

4 雙腳交叉，右腳在上；進行時腹部請持續用力。

吐氣

3 維持雙腳抬高的姿勢，將雙腳往左右兩側大幅張開。

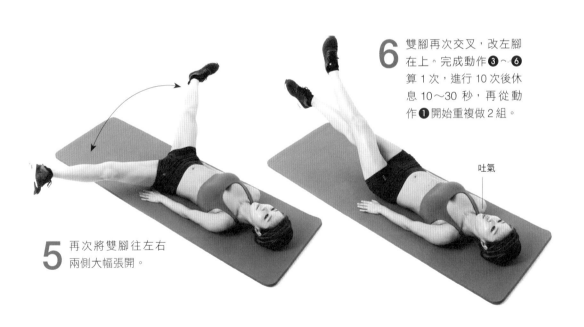

6 雙腳再次交叉，改左腳在上。完成動作❸～❻算 1 次，進行 10 次後休息 10～30 秒，再從動作❶開始重複做 2 組。

吐氣

5 再次將雙腳往左右兩側大幅張開。

TIP

進行時如果覺得腰痛，只要將雙腳的高度再往上抬高些即可。

練出超殺性感美背

夏天熱的半死還要穿外套？我要征服內衣縫隙間露出來的贅肉！

EXERCISE **E1**

大拇指朝上擴背

12次×3組

1 站姿，雙腳張開與骨盆同寬，雙臂向前伸直並豎起大拇指。

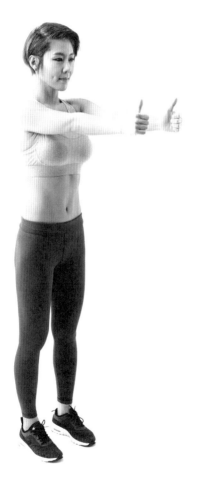

2 膝蓋微彎，腰背挺直向下彎腰，雙手向下伸直。

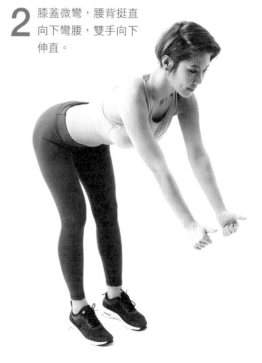

3 慢慢將雙手往後推開，直到背部
肌肉有緊繃感為止。雙臂打開、
放下算 1 次，完成 12 次後休息
10～30 秒，再從動作 ❶ 開始重
複做 2 組。

吐氣

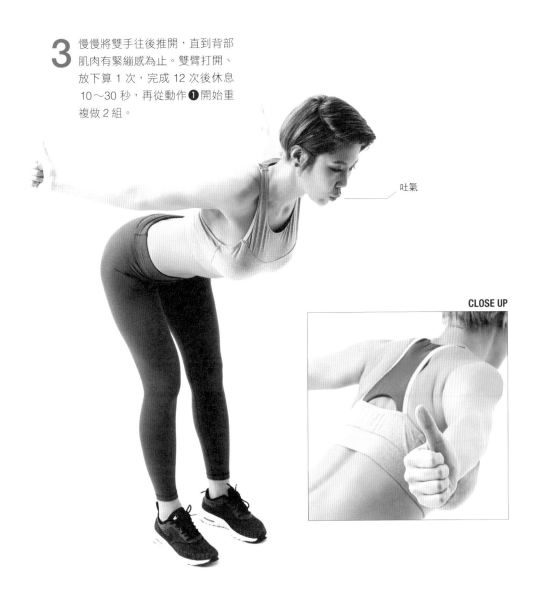

CLOSE UP

TIP

進行時請確實豎起大拇指，以充分刺激背
部肌肉，讓它緊繃到難以忍受的程度。

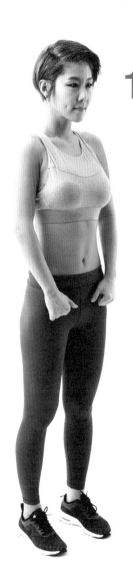

1 站姿，雙腳張開與骨盆同寬，雙臂自然垂放。

2 膝蓋微彎，腰背挺直向下彎腰，雙手向下並輕輕握拳，豎起大拇指讓兩隻姆指面對面，手肘可微彎。

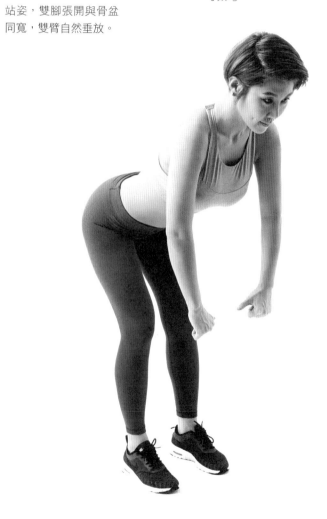

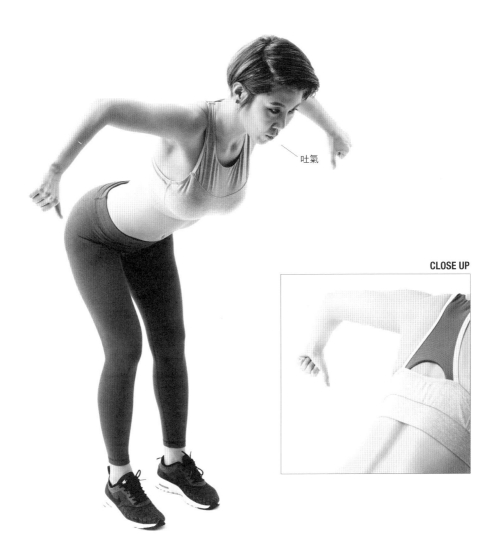

吐氣

CLOSE UP

3 將兩邊手肘彎起，同時慢慢向上抬起直到背部肌肉有緊繃感為止。雙臂抬起、放下算 1 次，完成 12 次後休息 10～30 秒，再從動作❶開始重複做 1 組。

TIP

進行時大拇指應朝向地面，使背部和手臂用力，徹底消滅上背贅肉！

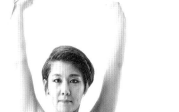

肩胛骨伸展

12 次×2 組

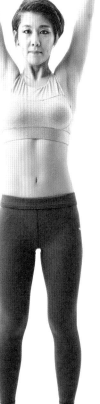

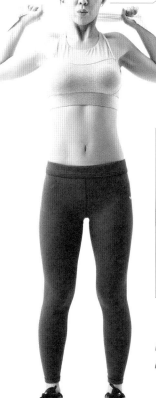

吐氣

CLOSE UP

1 站姿，抬頭挺胸，雙手握住毛巾兩端後往上伸直。進行時，手臂應放在身後。

2 雙臂往下拉至後頸部，慢慢感受肩胛骨周圍肌肉受到充分刺激；注意頸部不可過度施力。雙手向上、向下算 1 次，完成 12 次後休息 10～30 秒，再從動作❶開始重複做 1 組。

TIP

若身體柔軟度好的人可以縮短毛巾間距，反之，身體僵硬的人則是拉大間距，待動作熟悉後再慢慢縮短毛巾長度，增加運動強度。

1 趴姿，肚子緊貼瑜伽墊，雙腳輕鬆平放，雙臂像超人一樣往前伸直。

吐氣

2 抬起上半身，同時將雙手手肘彎曲向後推，停留10秒；進行時想像自己用身體做出一個大大的「W」，充分刺激背部肌肉。手臂向前、往後算1次，完成10次後休息10～30秒，接著再做1組。

EXERCISE **E5**

慢速俯身划船式

10次×2組

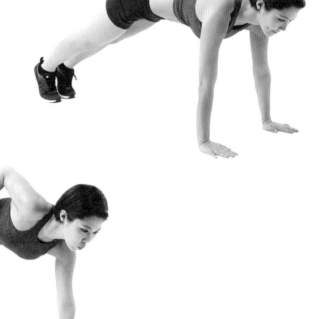

1 採伏地挺身姿勢,雙手打開與肩同寬,雙腳併攏。

2 抬起右手肘並往後拉,左手保持重心,核心穩定。右手放下,再換抬起左手肘並往後拉,右手保持重心。

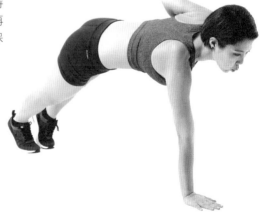

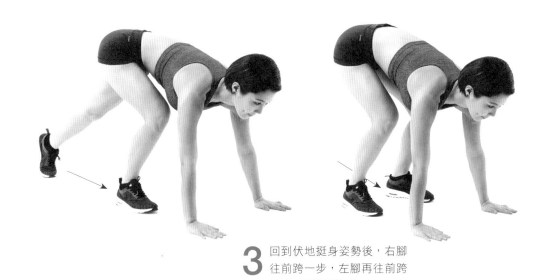

3 回到伏地挺身姿勢後，右腳往前跨一步，左腳再往前跨一步，呈彎腰姿勢。

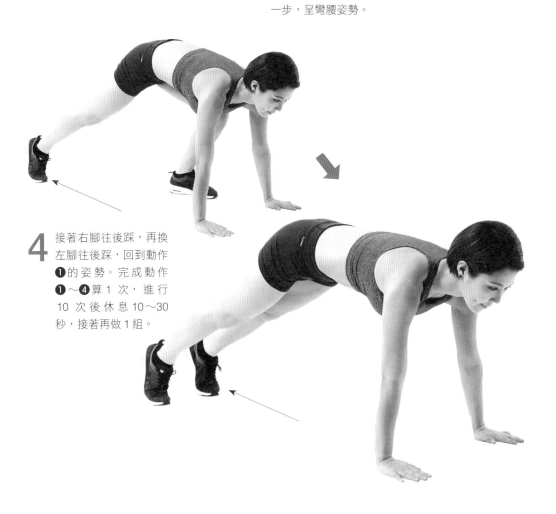

4 接著右腳往後踩，再換左腳往後踩，回到動作❶的姿勢。完成動作❶～❹算 1 次，進行 10 次後休息 10～30 秒，接著再做 1 組。

消除泡芙腰間肉

腰間肉看了就討厭，一點都不像泡芙可愛美味，快滾吧！

EXERCISE F1

晾衣繩運動

10 次 × 3 組

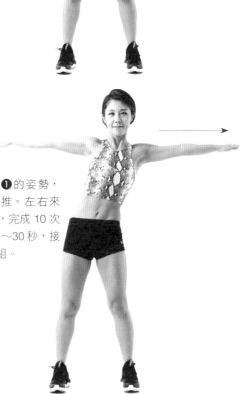

1 站姿，雙腳張開與肩同寬，雙手往兩側伸直。

2 下半身固定不動，將上半身往右推，進行時手臂不可晃動，想像自己是被掛在晾衣繩上，或是有人在兩側拉扯你的手臂。

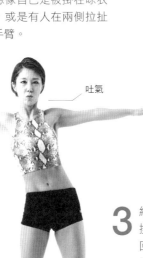

吐氣

3 維持動作❶的姿勢，換往左側推。左右來回算 1 次，完成 10 次後休息 10～30 秒，接著再做 2 組。

眼鏡蛇式伏地挺身

10 次 × 3 組

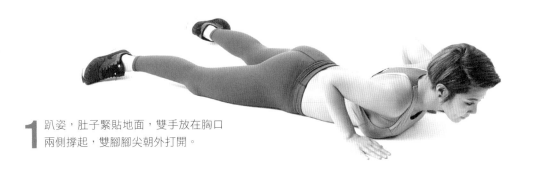

1 趴姿,肚子緊貼地面,雙手放在胸口
兩側撐起,雙腳腳尖朝外打開。

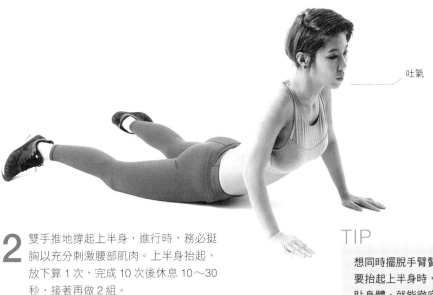

吐氣

2 雙手推地撐起上半身,進行時,務必挺
胸以充分刺激腰部肌肉。上半身抬起、
放下算 1 次,完成 10 次後休息 10〜30
秒,接著再做 2 組。

TIP

想同時擺脫手臂贅肉嗎?只
要抬起上半身時,將手肘緊
貼身體,就能徹底刺激三頭
肌,消除上手臂贅肉。

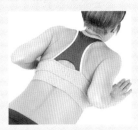

俯趴雙腳抬起

10次×2組

1 趴在瑜伽墊上，雙手交疊放在下巴下，雙腳腳尖朝外打開。

CLOSE UP

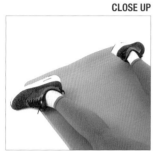

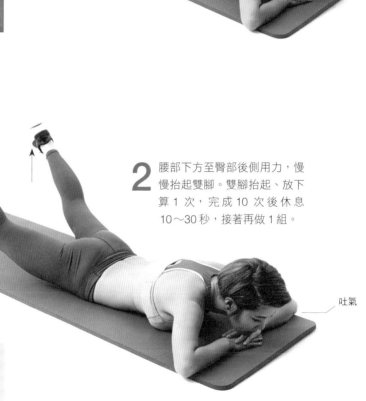

2 腰部下方至臀部後側用力，慢慢抬起雙腳。雙腳抬起、放下算 1 次，完成 10 次後休息 10～30 秒，接著再做 1 組。

吐氣

TIP

抬起雙腿時，大腿盡可能離開地面，效果更好！

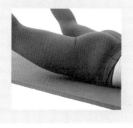

蜥蜴運動

15 次 × 3 組

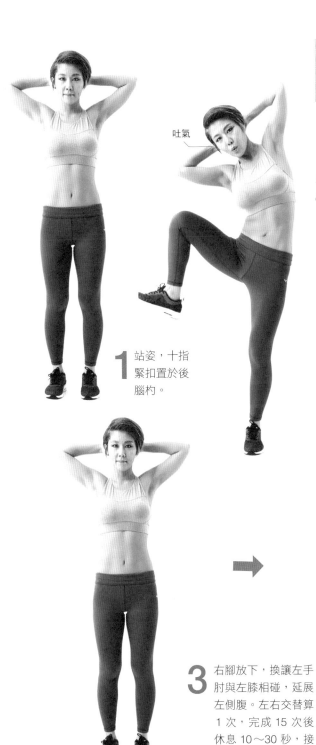

吐氣

1 站姿,十指
緊扣置於後
腦杓。

2 保持身體重心,將身體往
側邊捲起,讓右手肘與右
膝相碰充分延展側腹部。

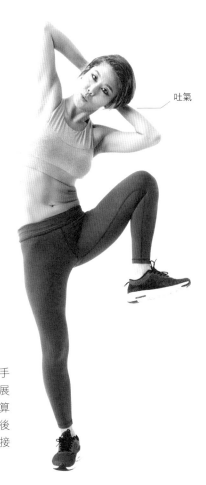

吐氣

3 右腳放下,換讓左手
肘與左膝相碰,延展
左側腹。左右交替算
1 次,完成 15 次後
休息 10～30 秒,接
著再做 2 組。

2 下半身保持不動，將上半身向右彎，盡量伸展側腹部。

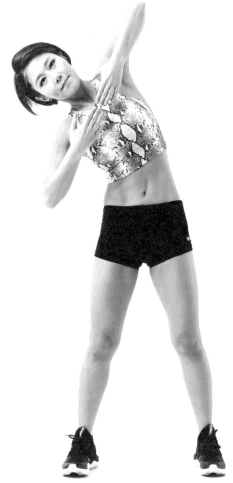

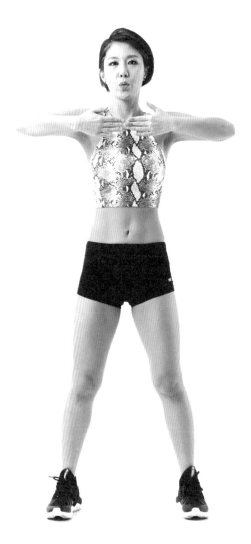

1 站姿，雙腳張開與肩同寬，雙手手肘彎曲並抬起至肩膀高度；雙手指尖輕輕交疊或相觸即可。

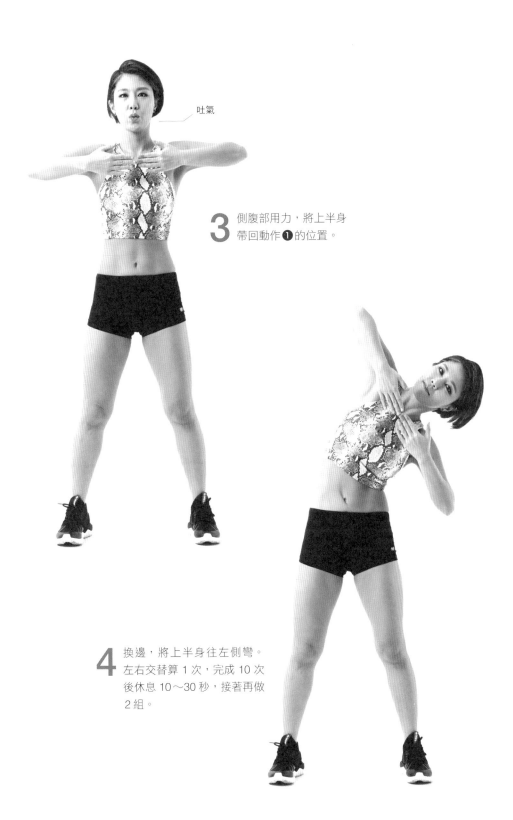

吐氣

3 側腹部用力，將上半身
帶回動作❶的位置。

4 換邊，將上半身往左側彎。
左右交替算 1 次，完成 10 次
後休息 10～30 秒，接著再做
2 組。

棒式側抬膝

10次×2組

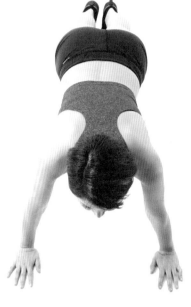

1 採伏地挺身姿勢，雙手打開與肩同寬，雙腳微微張開。

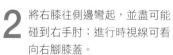

2 將右膝往側邊彎起，並盡可能碰到右手肘；進行時視線可看向右腳膝蓋。

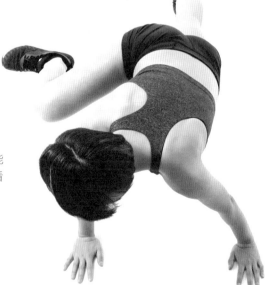

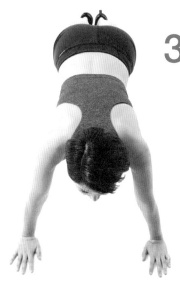

3 腹部用力，保持核心穩定，回到動作❶。

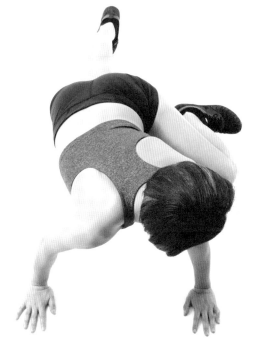

4 換邊，將左膝往側邊彎起，並盡可能碰到左手肘。

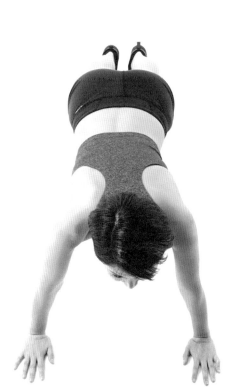

5 再次回到動作❶。左右交替算 1 次，完成 10 次後休息 10～30 秒，接著再做 1 組。

下半身終極鍛鍊

這是專為下半身肥胖女生準備的瘦大腿運動，快來吧！

EXERCISE **G1**

深蹲

20次×3組

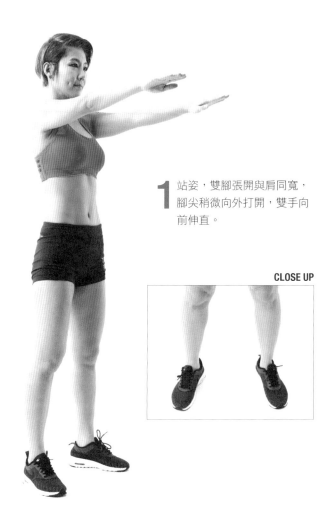

1 站姿，雙腳張開與肩同寬，
腳尖稍微向外打開，雙手向
前伸直。

CLOSE UP

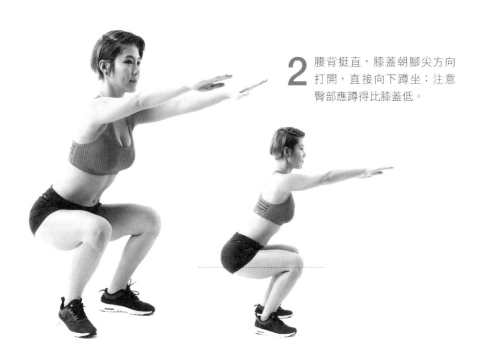

2 腰背挺直，膝蓋朝腳尖方向打開，直接向下蹲坐；注意臀部應蹲得比膝蓋低。

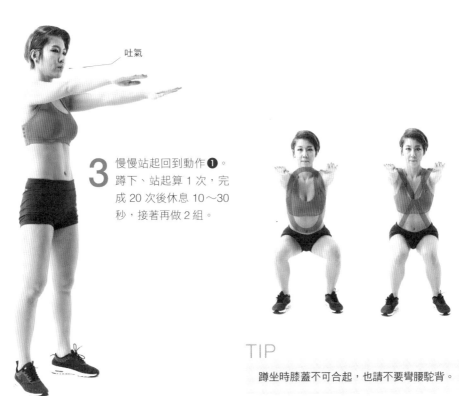

吐氣

3 慢慢站起回到動作❶。蹲下、站起算1次，完成20次後休息10～30秒，接著再做2組。

TIP

蹲坐時膝蓋不可合起，也請不要彎腰駝背。

深蹲側抬腿

10次×2組

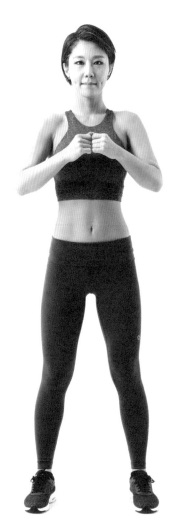

1 站姿,雙腳張開與肩同
寬,雙手置於胸前。

2 腰部挺直,膝蓋朝腳尖
方向打開向下蹲坐。

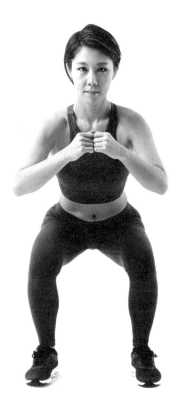

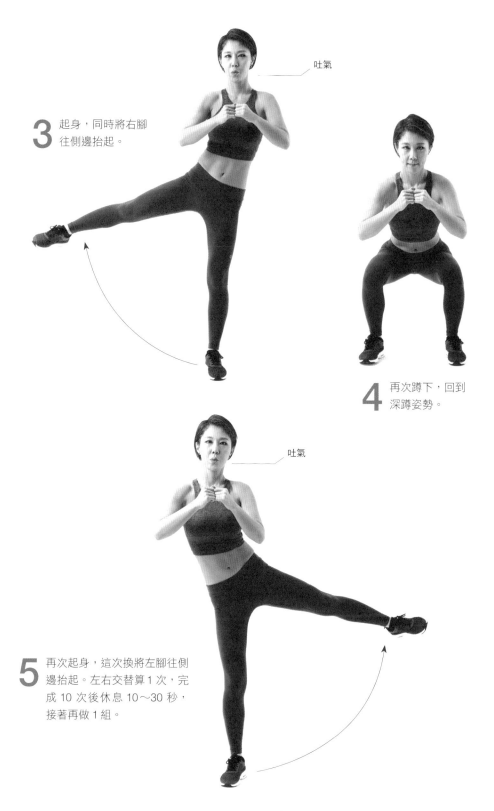

3 起身，同時將右腳往側邊抬起。

吐氣

4 再次蹲下，回到深蹲姿勢。

吐氣

5 再次起身，這次換將左腳往側邊抬起。左右交替算 1 次，完成 10 次後休息 10～30 秒，接著再做 1 組。

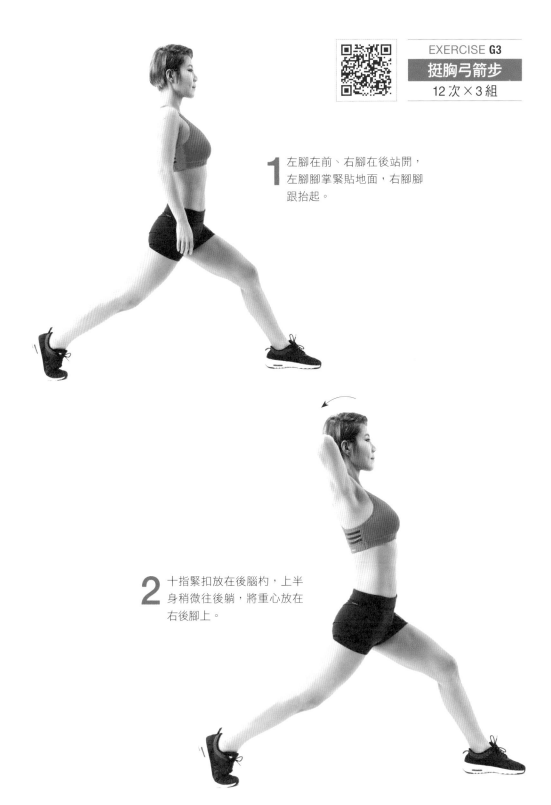

挺胸弓箭步

12次×3組

1 左腳在前、右腳在後站開，左腳腳掌緊貼地面，右腳腳跟抬起。

2 十指緊扣放在後腦杓，上半身稍微往後躺，將重心放在右後腳上。

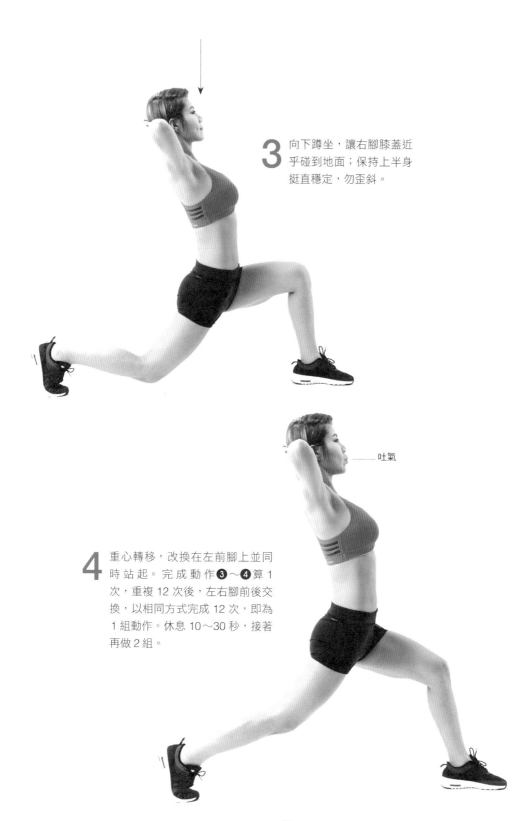

3 向下蹲坐，讓右腳膝蓋近乎碰到地面；保持上半身挺直穩定，勿歪斜。

吐氣

4 重心轉移，改換在左前腳上並同時站起。完成動作❸～❹算1次，重複12次後，左右腳前後交換，以相同方式完成12次，即為1組動作。休息10～30秒，接著再做2組。

EXERCISE G4

大腿前側伸展
每側 10 秒 × 隨時做

1 躺姿，背部緊貼瑜伽墊，右腳向外彎曲，再將左腳踝放到右膝上。雙手疊起放到骨盆上，按壓骨盆不要讓它拱起，停留10 秒。

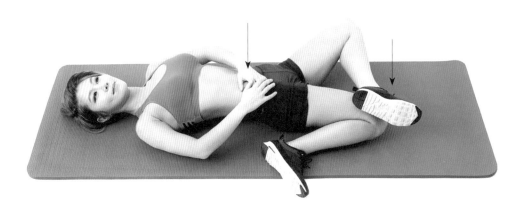

2 左右腳上下交換，同樣停留 10 秒。這個動作建議大家有空時可多做，能充分伸展大腿前側。

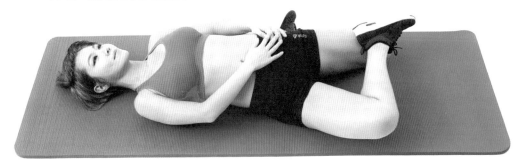

併腳深蹲

15 次 × 3 組

1 站姿,雙腳微微張開約 10 公分,雙手向前伸直。

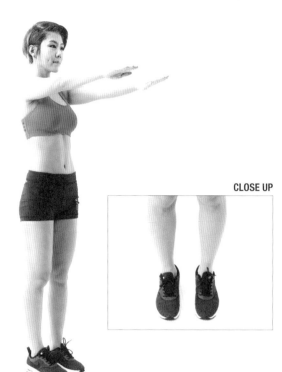

CLOSE UP

2 腰部挺直,將上半身往前傾,同時臀部盡量往後蹲坐。

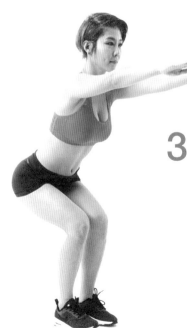

3 慢慢站起回到動作 ❸。站起、蹲下算 1 次,完成 15 次後休息 10~30 秒,接著再做 2 組。

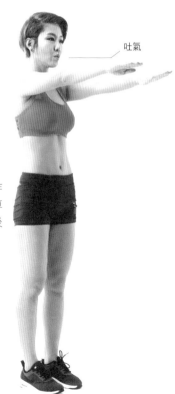

吐氣

躺姿側抬腿

15次×2組

1 右側躺，緊貼地面的右腳彎成直角，左腳伸直盡可能和上半身呈一直線。

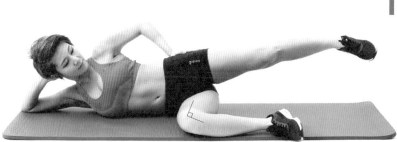

2 用手摸摸看側腹部和大腿外側肌肉是否有出力，同時慢慢將左腳向上抬起。

吐氣

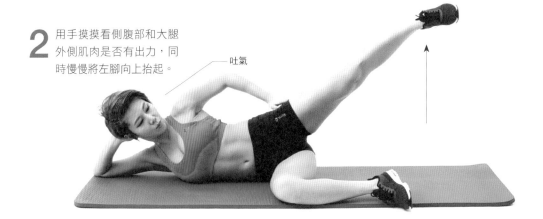

3 左腳慢慢放下回到動作❶。單腳抬起、放下算 1 次，完成 15 次後休息 10～30 秒，接著再換左側躺做 1 組。

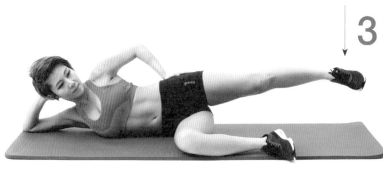

站姿側抬腿

15次×2組

1 右手扶牆站好。

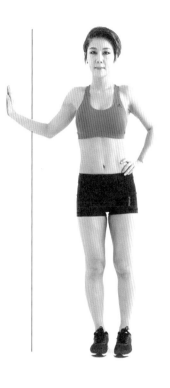

2 先從左腳踝關節開始慢慢抬起,持續刺激大腿外側。進行時站立的右腳會用力,進而產生提臀的效果。

吐氣

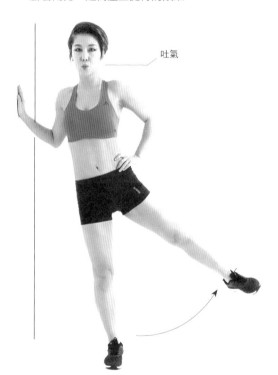

TIP

新手放下腳時可先將腳放到地上,但要不斷練習,慢慢讓腳不碰地,效果更好。

3 左腳慢慢放下但腳掌不碰地。完成動作 **2**～**3** 算 1 次,重複 15 次後,換邊依相同方式重複 15 次,即完成 1 組動作。休息 10～30 秒接著再做 1 組。

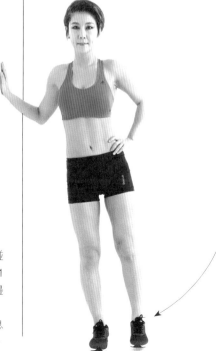

CLOSE UP

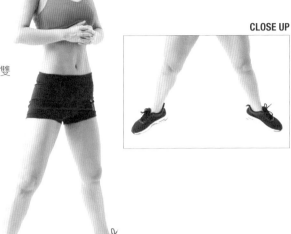

1 站姿,腳尖朝外,雙腳張開比肩膀寬。

2 腰部挺直,膝蓋朝向腳趾方向打開,盡量延展大腿內側再慢慢蹲下,直到大腿與地面平行為止。

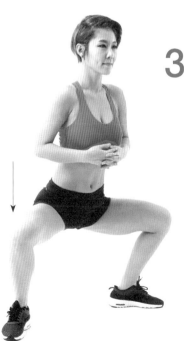

3 慢慢站起回到動作❶。蹲下、站起算 1 次,完成 15 次後休息 10~30 秒,接著再做 2 組。

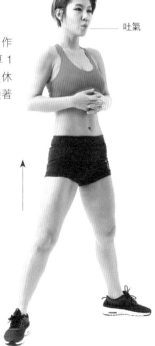

吐氣

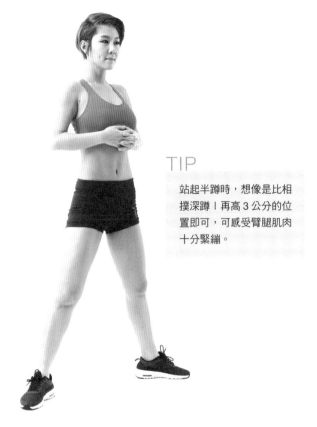

1 站姿，腳尖朝外，雙腳張開比肩膀寬。

TIP

站起半蹲時，想像是比相撲深蹲 I 再高 3 公分的位置即可，可感受臂腿肌肉十分緊繃。

2 腰部挺直，膝蓋朝向腳趾方向打開，盡量延展大腿內側再慢慢蹲下，直到大腿與地面平行為止。

3 慢慢站起，但只要站到一半；雙腿用力，保持身體重心穩定，停留 3 秒。完成動作 **2**～**3** 算 1 次，重複 20 次後休息 10～30 秒，接著再做 1 組。

吐氣

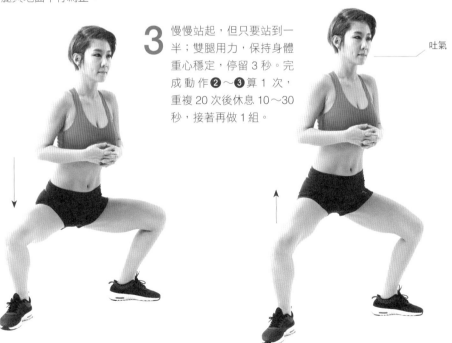

扭腰相撲深蹲

20次×3組

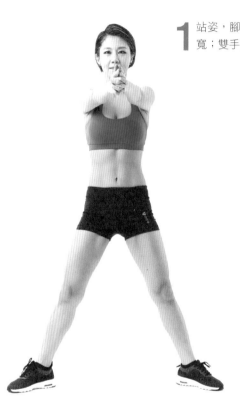

1 站姿，腳尖朝外，雙腳張開比肩膀寬；雙手向前伸直呈持槍姿勢。

2 腰部挺直，膝蓋朝向腳趾方向打開，慢慢蹲下，直到大腿與地面平行為止。

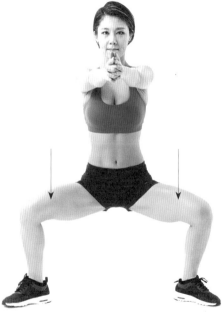

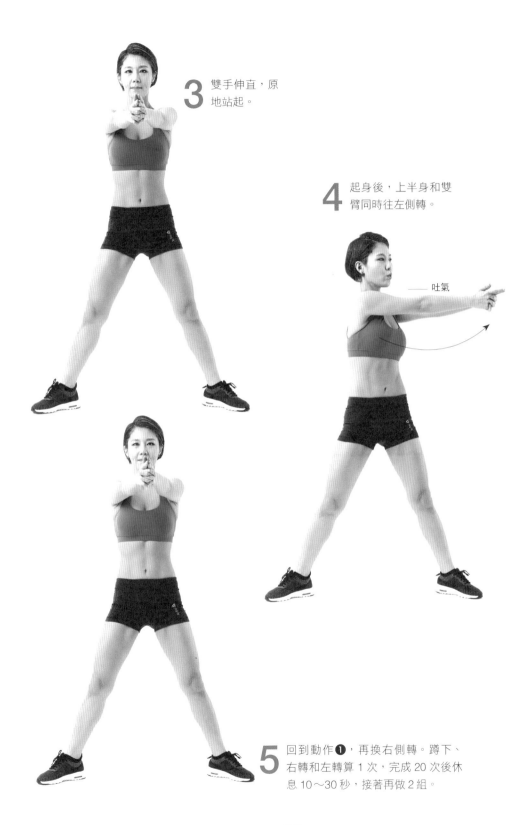

3 雙手伸直，原地站起。

4 起身後，上半身和雙臂同時往左側轉。

—— 吐氣

5 回到動作❶，再換右側轉。蹲下、右轉和左轉算 1 次，完成 20 次後休息 10～30 秒，接著再做 2 組。

側躺大腿內側伸展

15次×2組

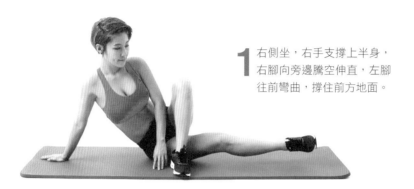

1 右側坐，右手支撐上半身，右腳向旁邊騰空伸直，左腳往前彎曲，撐住前方地面。

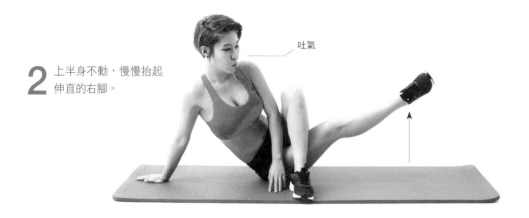

吐氣

2 上半身不動，慢慢抬起伸直的右腳。

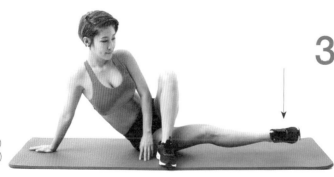

3 右腳慢慢放下，直到快碰到地面為止。單腳抬起、放下算 1 次，完成 15 次後，換左側坐，依相同方式重複 15 次，即完成 1 組動作。休息 10～30 秒後再做 1 組。

1 雙手握住毛巾兩端站直，雙腳微微張開約 10 公分。

2 背部挺直不彎曲，向下彎腰，同時將毛巾從大腿往腳踝滑下，充分伸展大腿後側肌肉。

吐氣

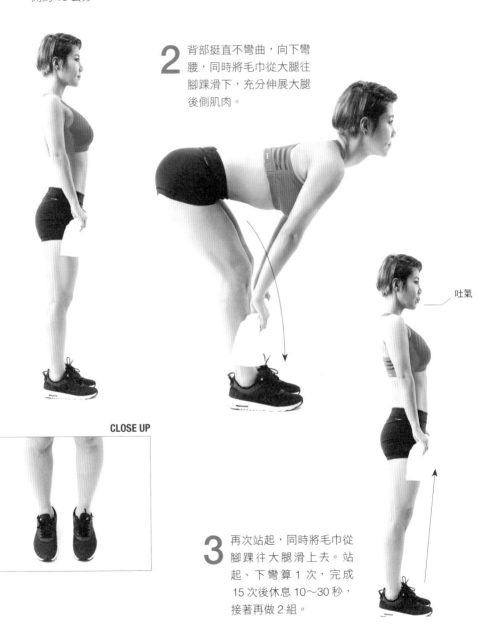

CLOSE UP

3 再次站起，同時將毛巾從腳踝往大腿滑上去。站起、下彎算 1 次，完成 15 次後休息 10～30 秒，接著再做 2 組。

1 躺姿，背部緊貼瑜伽墊，雙手自然
擺放於身體兩側，雙腳屈膝併攏。

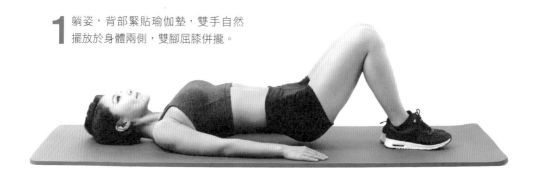

2 雙腳推地，慢慢將骨盆抬起，臀部
用力，停留 1～2 秒。

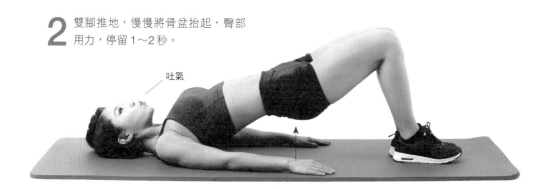

吐氣

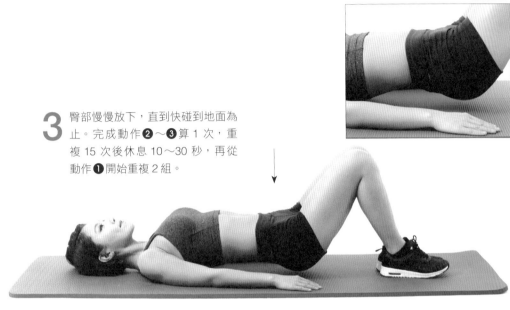

3 臀部慢慢放下，直到快碰到地面為止。完成動作 ❷～❸ 算 1 次，重複 15 次後休息 10～30 秒，再從動作 ❶ 開始重複 2 組。

TIP

雙腳緊貼併攏進行，可充分刺激臀腿肌肉，運動效果更好。

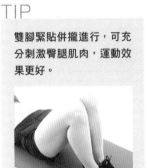

打造性感蜜桃臀

重力的威力太可怕！趕快動起來，跟我做翹臀運動！

EXERCISE **H1**

踮腳深蹲

15次×2組

1 站姿，雙腳間隔 10 公分，雙手交疊抬起至肩膀的高度。

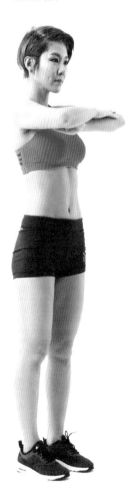

2 腰部挺直，上半身往前傾同時蹲坐，充分伸展臀部肌肉。

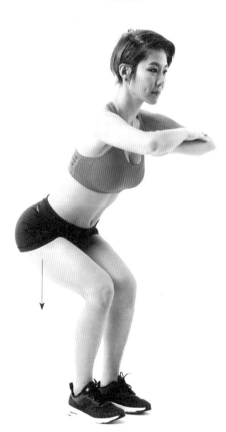

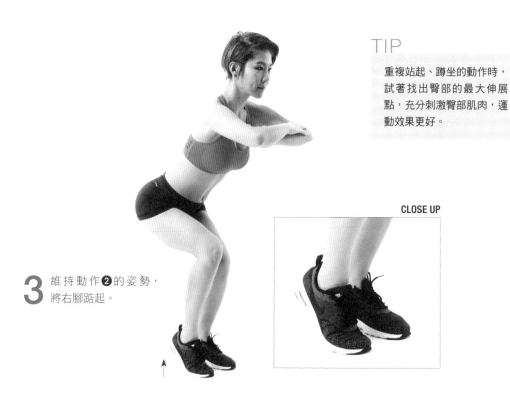

TIP

重複站起、蹲坐的動作時，試著找出臀部的最大伸展點，充分刺激臀部肌肉，運動效果更好。

CLOSE UP

3 維持動作 ❷ 的姿勢，將右腳踮起。

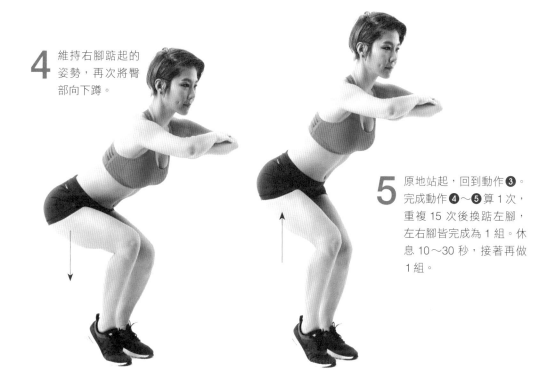

4 維持右腳踮起的姿勢，再次將臀部向下蹲。

5 原地站起，回到動作 ❸。完成動作 ❹～❺ 算 1 次，重複 15 次後換踮左腳，左右腳皆完成為 1 組。休息 10～30 秒，接著再做 1 組。

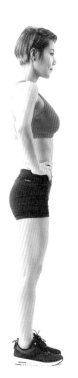

1 站姿，雙手插腰，雙腳張開與骨盆同寬。

2 左腳往後延伸，屈膝蹲坐，左右腳膝蓋呈90 度直角；進行時膝蓋不碰地。

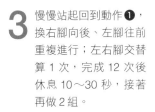

吐氣

3 慢慢站起回到動作 ❶，換右腳向後、左腳往前重複進行；左右腳交替算 1 次，完成 12 次後休息 10～30 秒，接著再做 2 組。

TIP

進行時請務必保持身體穩定，重心放在前腳。

EXERCISE **H3**

跪姿深蹲

15次×3組

1 跪在瑜伽墊上，雙腳膝蓋打開與骨盆同寬，雙手交疊，抬起至肩膀的高度。

2 雙手保持不動，腰部挺直，臀部向後蹲坐。

3 在腰背伸直的狀態下，慢慢將膝蓋打直，回到動作 ❶ 的姿勢。臀部向下、抬起算 1 次，完成 15 次後休息 10～30 秒，接著再做 2 組。

吐氣

橋式運動

15次×3組

1 躺姿，背部緊貼瑜伽墊；屈膝，雙腳張開與骨盆同寬，雙手自然擺放於身體兩側。

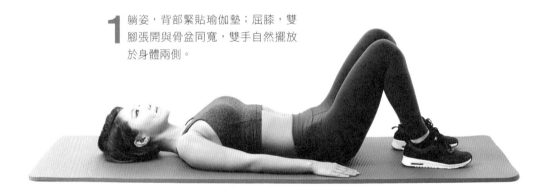

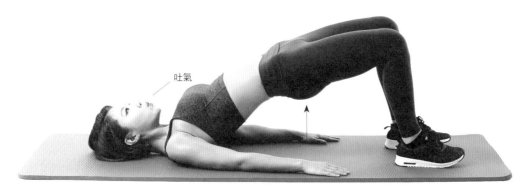

吐氣

2 雙腳推地，慢慢將骨盆抬起，
使身體到大腿呈一直線；大腿
和臀部肌肉持續用力，停留
1～2 秒。

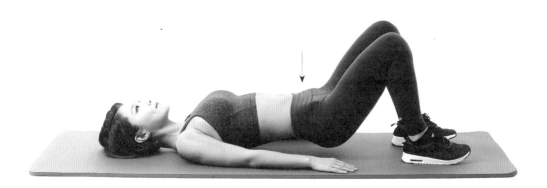

3 臀部慢慢放下直到快碰到地面
為止。臀部抬起、放下算 1
次，完成 15 次後休息 10～30
秒，接著再做 2 組。

CLOSE UP

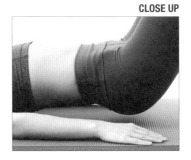

EXERCISE **H5**
開腿橋式運動
12 次 × 3 組

CLOSE UP

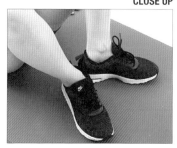

1 躺姿,背部緊貼瑜伽墊,雙腳腳後跟併攏,腳尖朝外打開呈 V 字形;雙手自然擺放於身體兩側,雙腳膝蓋盡量朝外打開。

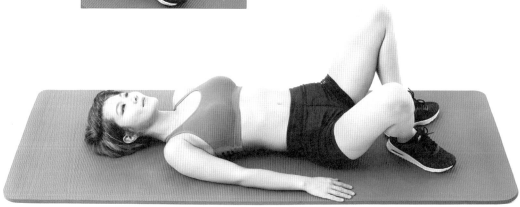

2 雙腳推地，慢慢將骨盆抬起，臀部
用力，停留 1～2 秒。

吐氣

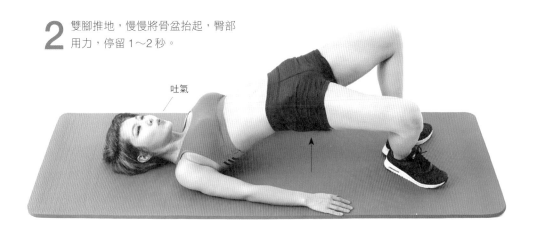

3 臀部慢慢放下直到快碰到地面為
止。臀部抬起、放下算 1 次，完成
12 次後休息 10～30 秒，接著再
做 2 組。

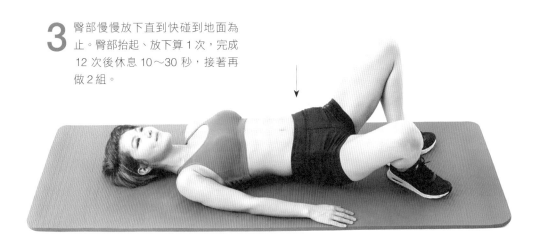

EXERCISE **H6**

四足跪姿側抬腿

10 次 × 3 組

1 四足跪地趴在瑜伽墊上，雙手打開與肩同寬，雙腳膝蓋打開與骨盆同寬。

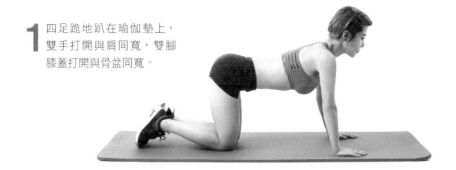

2 右腳膝蓋往側邊抬起；注意肩膀和骨盆不可轉動，抬到臀部側邊肌肉有緊繃感為止。

吐氣

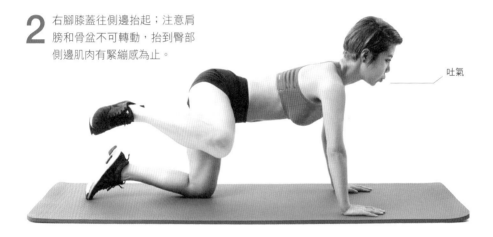

3 膝蓋慢慢放下但不要碰地，右腳抬起 10 次後，換左腳抬起 10 次，即完成 1 組動作。休息 10～30 秒後，再做 2 組。

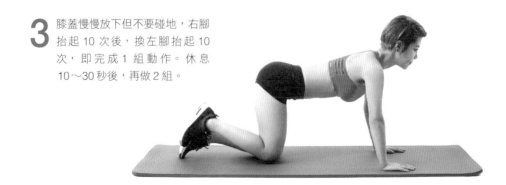

側躺抬臀運動

15次×3組

1 右側躺在瑜伽墊上，雙腳膝蓋彎曲呈 90 度。進行時維持屈膝 90 度，運動效果更好。

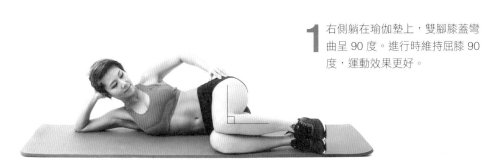

2 左腳慢慢抬起，維持屈膝 90 度。左手放在臀部上，檢查抬腿時是否有充分刺激臀部肌肉。

吐氣

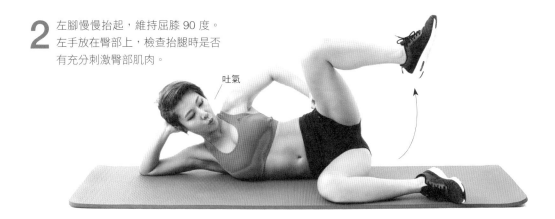

3 左腳慢慢放下但不要碰到右腳膝蓋。做完動作 **2**～**3** 算 1 次，完成 15 次後，再換左側躺依相同方式重複 15 次，即完成 1 組動作。休息 10～30 秒後，再做 2 組。

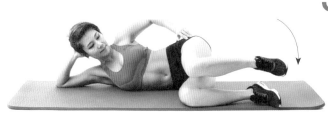

1 四足跪地趴在瑜伽墊上，雙手打開與肩同寬，雙腳膝蓋打開與骨盆同寬。

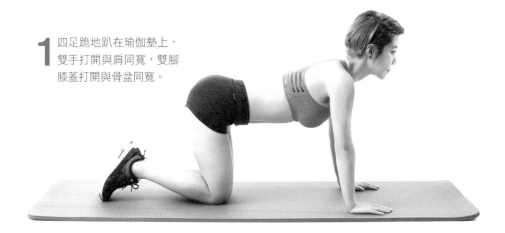

2 右腳膝蓋往胸口方向內收。

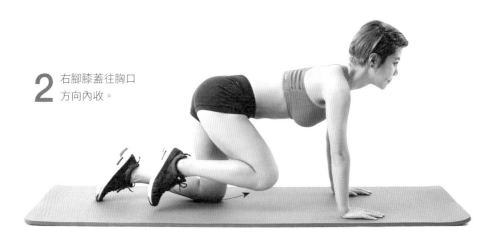

3 骨盆固定不動，將右腳向後伸直，充分刺激臀部後側肌肉。完成動作 **2** ～ **3** 算 1 次，重複 10 次後，再換左腳依相同方式重複 10 次，即完成 1 組動作。休息 10 ～ 30 秒，接著再做 2 組。

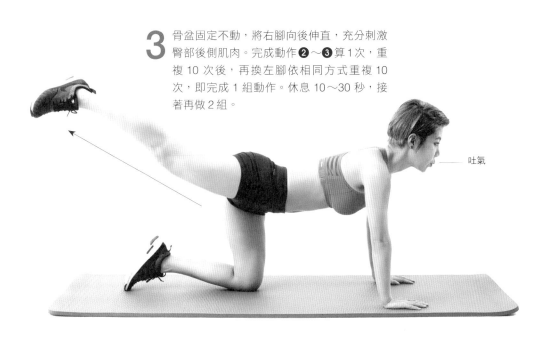

吐氣

TIP

進階版 反向高抬腿
想要更結實的翹臀嗎？左右腳依序完成上述動作 10 次後，緊接著做進階版，效果會更好！

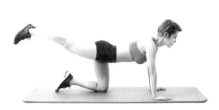

1 四足跪在瑜伽墊上，右腳向後抬起。

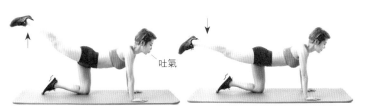

吐氣

2 保持抬腳的高度，重複往上抬 3 公分、放下 3 公分的動作；左右腳分別重複 10 次即可。

1 採伏地挺身姿勢，雙手打開與
肩同寬，雙腳微微張開。

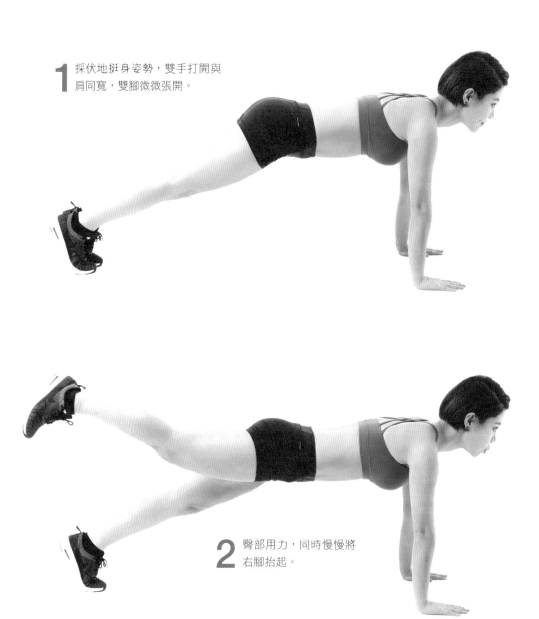

2 臀部用力，同時慢慢將
右腳抬起。

3 右腳放下但不碰地，重複右腳
抬起、放下的動作 10 次。

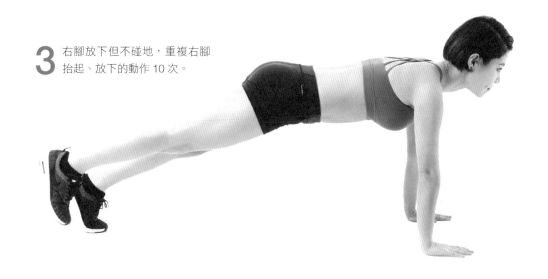

4 換抬起左腳，同樣重複 10 次。左右腳依序
完成算 1 組動作，休息 10～30 秒，接著
再做 1 組。

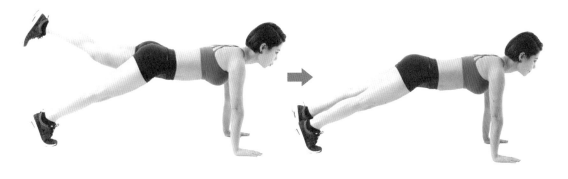

TIP

左右腳各完成 10 次後，可以緊接著重複
單腳往上抬 3 公分、放下 3 公分的動作，
同樣各重複 10 次，提臀效果更佳。

消滅萬年蘿蔔腿

連白蘿蔔都自嘆不如的小腿！立即公開我的瘦小腿祕招！

EXERCISE I1
猴式深蹲
15次×3組

1 站姿，雙腳張開與骨盆同寬，雙臂自然垂放於身體兩側。

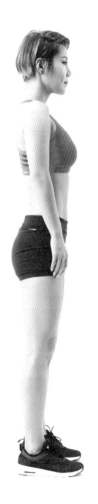

2 向前彎腰，用雙手抓住兩腳的腳尖。

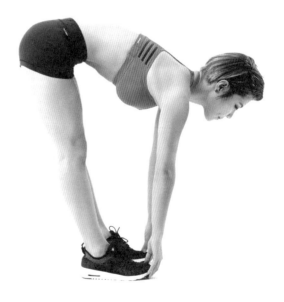

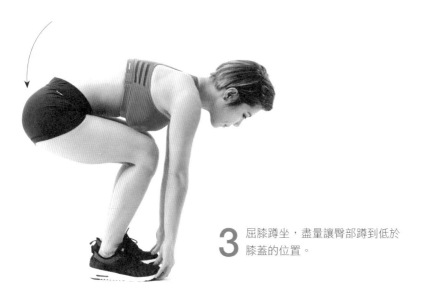

3 屈膝蹲坐，盡量讓臀部蹲到低於膝蓋的位置。

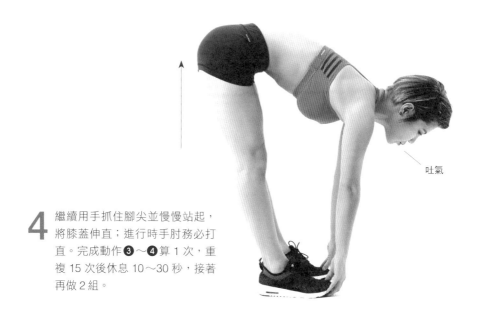

吐氣

4 繼續用手抓住腳尖並慢慢站起，將膝蓋伸直；進行時手肘務必打直。完成動作 ❸～❹ 算 1 次，重複 15 次後休息 10～30 秒，接著再做 2 組。

TIP

雙手無法抓住腳尖也沒關係，只要盡可能將手伸直，或改抓腳踝也可以。如果連腳踝也抓不到，也可改抓小腿或膝蓋，再慢慢讓手的位置往腳尖方向移動。

EXERCISE 12
小腿肌伸展 I

站姿，左膝微彎，右膝打直向前伸，並用右後腳
跟踩地。彎腰，雙手指尖扶著豎起的右腳尖，延
展右膝後側肌肉。左右腳各停留伸展 10 秒。

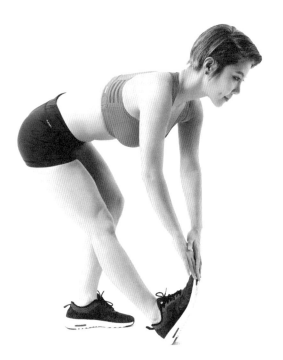

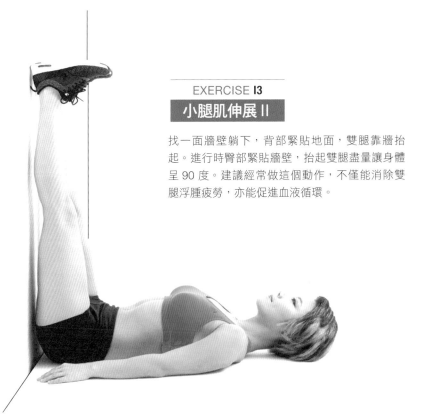

EXERCISE 13
小腿肌伸展 II

找一面牆壁躺下，背部緊貼地面，雙腿靠牆抬
起。進行時臀部緊貼牆壁，抬起雙腿盡量讓身體
呈 90 度。建議經常做這個動作，不僅能消除雙
腿浮腫疲勞，亦能促進血液循環。

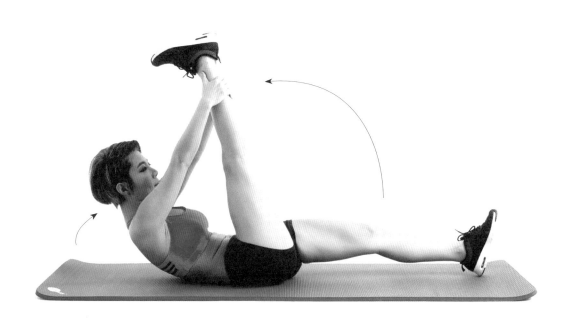

小腿肌伸展 III

躺姿，背部緊貼地面，再將右腳抬起，接著用雙手抓住右腳踝。進行時膝蓋不彎曲，如果膝蓋無法打直，可稍微抬起上半身。左右腳依序停留伸展 10 秒。

POINT 如果膝蓋無法伸直也無妨，讓上半身再起來一些即可。

全身燃脂運動

越累人，效果越好！不藏私全身鍛鍊運動大公開！

EXERCISE J1
慢速波比跳
10 次 × 3 組

1 站姿，雙腳打開與肩同寬，雙手向前伸直。

2 腰部挺直，直接向下蹲坐，與深蹲姿勢相同。

3 彎腰並用雙手撐地，同時將臀部抬起。

4 先將右腳向後伸直，再將左腳向後伸直，呈伏地挺身姿勢。

5 右腳收回，再收回左腳，回到動作 ❸ 的姿勢。

6 抬起上半身，回到動作 ❷ 的深蹲姿勢。

7 雙腳與全身打直，呈萬歲姿勢。完成動作 ❶～❼ 的動作算 1 次，重複 10 次後休息 10～30 秒，再做 2 組。

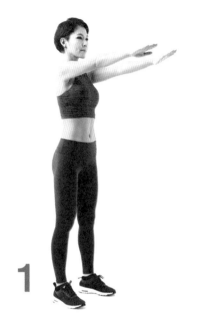

1

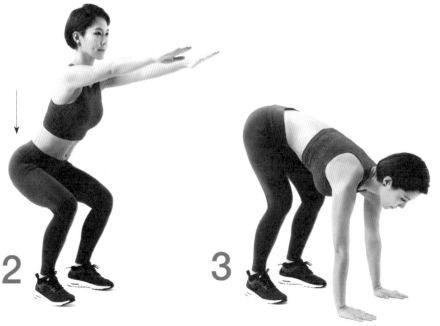

2

3

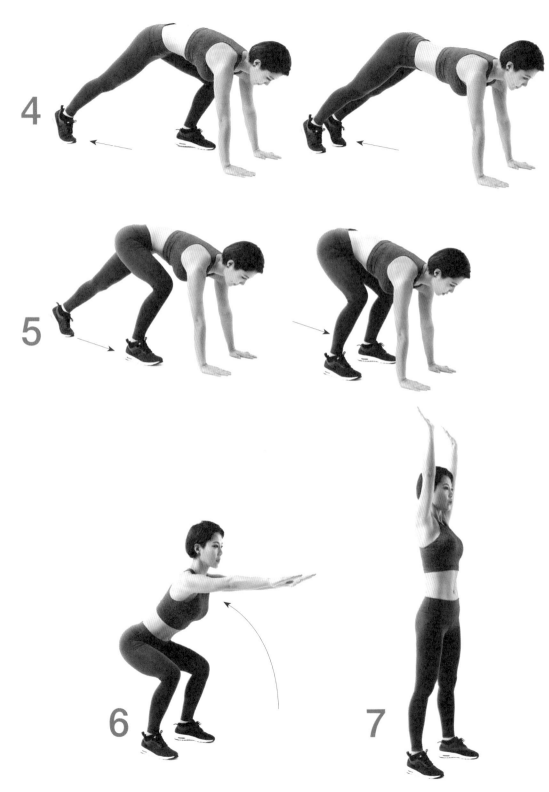

EXERCISE **J2**

波比伏地挺身

10 次 × 3 組

1 站姿，雙腳打開與肩同寬，雙手向前伸直。

2 腰部挺直，直接向下蹲坐，與深蹲姿勢相同。

3 彎腰並用雙手支撐地面，同時將臀部抬起來。

4 先向後伸直右腳，再向後伸直左腳，呈伏地挺身姿勢。

5 膝蓋先碰地，接著胸口再碰地，並做 1 次伏地挺身起身。

6 右腳收回，再收回左腳，回到動作 ❸ 的姿勢。

7 抬起上半身，回到動作 ❷ 的姿勢。

8 原地站起來。完成動作 ❶～❽ 算 1 次，重複 10 次後休息 10～30 秒，再做 2 組。

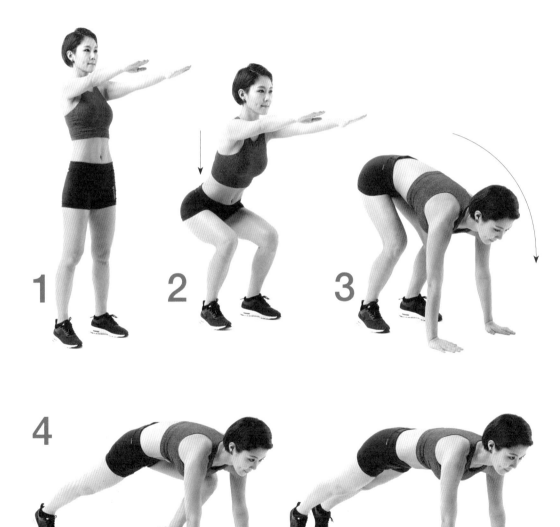

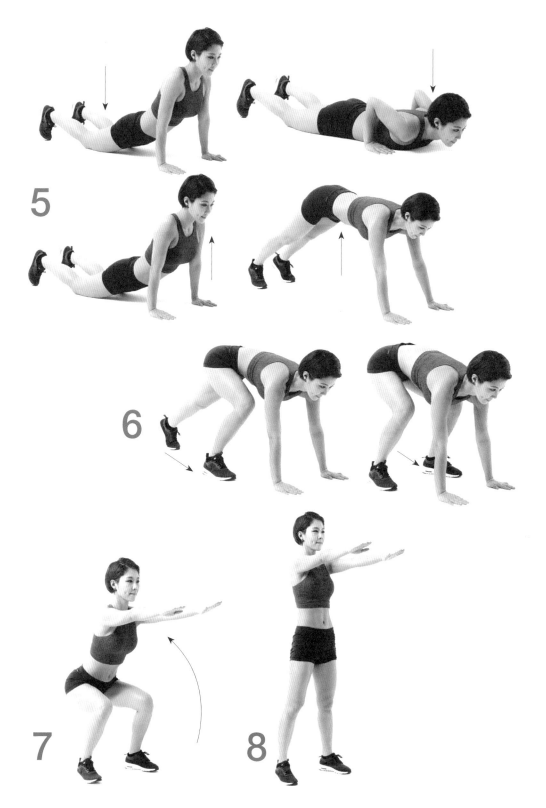

5

6

7

8

波浪式伏地挺身

10 次 × 3 組

1 趴姿，肚子緊貼地面，雙腳打開與肩同寬，雙手撐於胸口兩側地面。

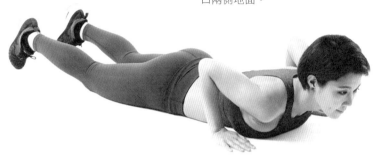

2 手肘打直，撐起上半身；注意手肘不可朝外打開。抬頭挺胸，肩膀放鬆不聳肩。

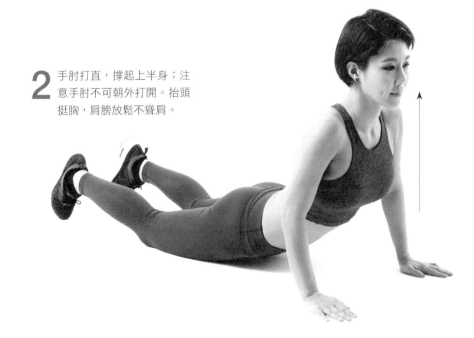

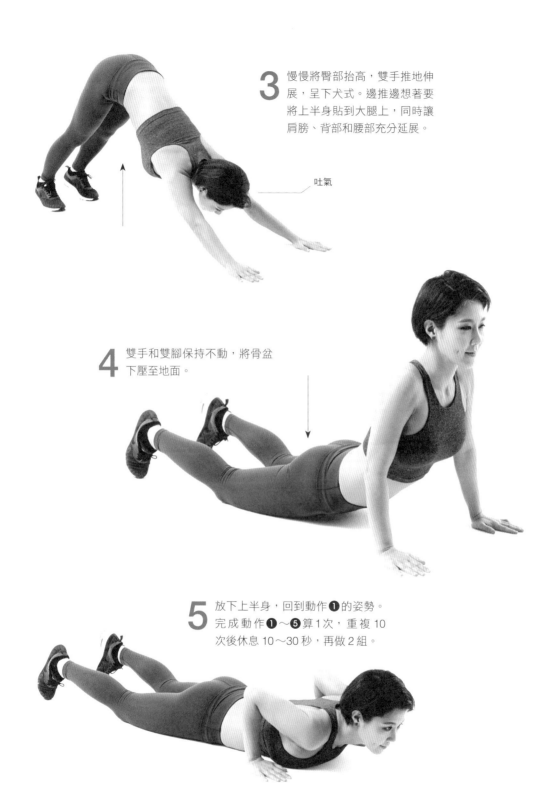

3 慢慢將臀部抬高，雙手推地伸展，呈下犬式。邊推邊想著要將上半身貼到大腿上，同時讓肩膀、背部和腰部充分延展。

吐氣

4 雙手和雙腳保持不動，將骨盆下壓至地面。

5 放下上半身，回到動作 **1** 的姿勢。完成動作 **1**～**5** 算1次，重複 10 次後休息 10～30 秒，再做 2 組。

EXERCISE **J4**
早安彎腰式
20 次×3 組

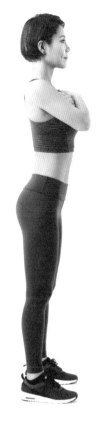

1 站姿，雙腳打開與骨盆同寬，雙臂交叉置於肩上。

2 腰背挺直，膝蓋可自然彎曲，像鞠躬般慢慢彎腰呈 90 度。

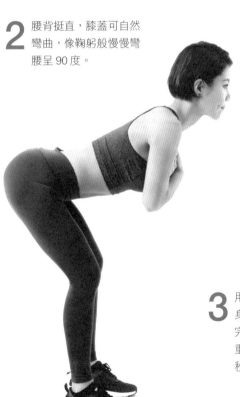

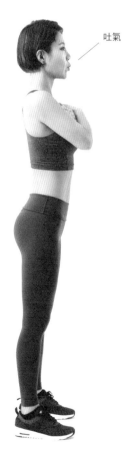

吐氣

3 用腰部的力量慢慢抬起上半身，回到動作 ❶ 的姿勢。完成動作 ❶～❸ 算 1 次，重複 20 次後休息 10～30 秒，接著再做 2 組。

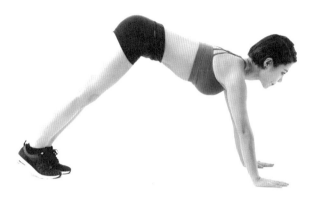

1 呈伏地挺身姿勢,但雙腳稍微往前移動些。

2 將身體捲成圓弧狀,同時抬起右膝,盡可能碰到右手肘。

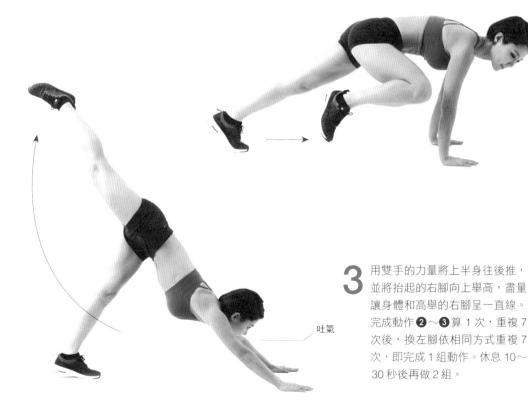

吐氣

3 用雙手的力量將上半身往後推,並將抬起的右腳向上舉高,盡量讓身體和高舉的右腳呈一直線。完成動作 **2**〜**3**算1次,重複7次後,換左腳依相同方式重複7次,即完成1組動作。休息10〜30秒後再做2組。

EXERCISE J6

三段式波比運動

10 次×3 組

1 站姿,雙腳張開與肩同寬,雙手向前伸直。

2 腰部挺直,直接向下蹲坐,與深蹲姿勢相同。

3 彎腰並用雙手撐地,同時將臀部抬起。

4 先將右腳向後伸直,再將左腳向後伸直,呈伏地挺身姿勢。

5 腹部用力,將右膝往左胸口的方向收,再換左膝往右胸口收。

6 右腳收回,再收回左腳,回到動作 ❸ 的姿勢。

7 上半身抬起,呈深蹲萬歲姿勢。

8 最後將膝蓋打直。完成動作 ❶～❽ 的動作算 1 次,重複 10 次後休息 10～30 秒再做 2 組。

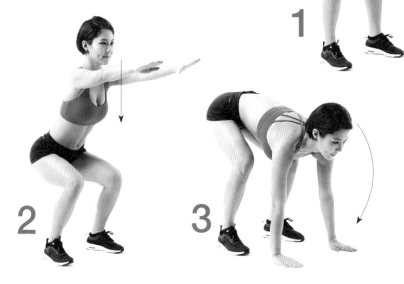

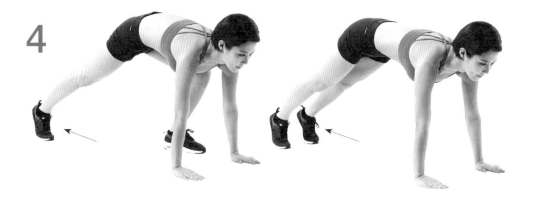

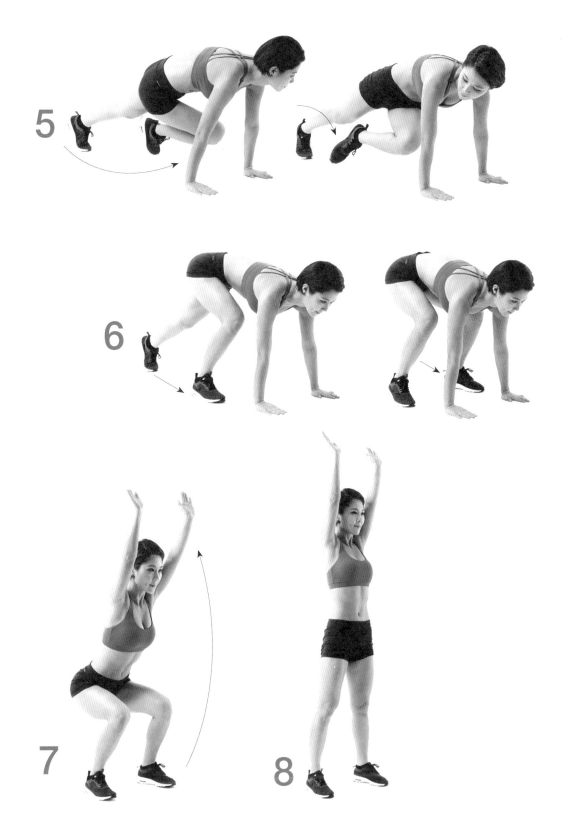

EXERCISE **J7**
併腳深蹲划船式
15 次 × 3 組

1 站姿，雙腳微微
打開 10 公分，
雙手自然垂放於
兩側。

2 腰部挺直，臀部盡量向
後蹲坐，同時將雙手向
前伸直。

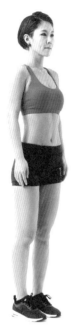

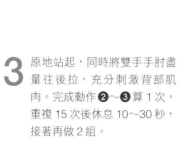

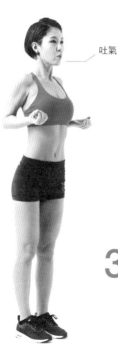

吐氣

3 原地站起，同時將雙手手肘盡
量往後拉，充分刺激背部肌
肉。完成動作 **2**～**3** 算 1 次，
重複 15 次後休息 10~30 秒，
接著再做 2 組。

EXERCISE **J8**

棒式側抬腿

15次×3組

1 趴在瑜伽墊上,雙腳緊貼瑜伽墊。雙手手肘撐起身體,呈棒式姿勢。

2 腹部用力,抬起右腳並往外推,直到骨盆有緊繃感為止。

3 右腳收回,回到棒式姿勢。

4 依相同方式換左腳往外推。左右交替算 1 次,重複 15 次後休息 10～30 秒,接著再做 2 組。

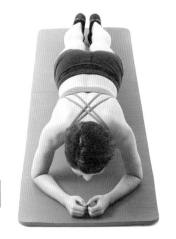

1

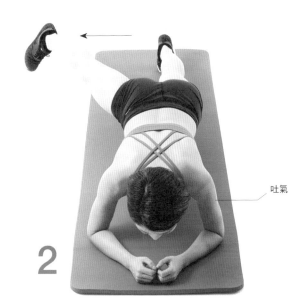

吐氣

2

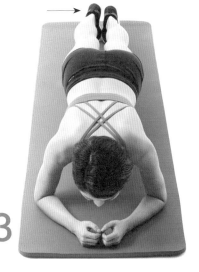

3

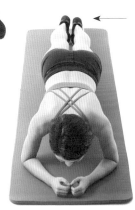

吐氣

4

撐地波浪伏地挺身
10 次 × 3 組

1 站姿,雙腳打開與骨盆同寬,雙手舉高。

2 彎腰雙手撐地;注意膝蓋盡量不要彎曲。

3 用雙手手掌撐地並向前爬行,慢慢爬至背部與地面平行為止。

4 手肘彎曲,讓身體緊貼地面。

5 雙手推地抬起上半身;請維持抬頭挺胸,不聳肩。

6 臀部慢慢抬高,再將上半身往大腿方向用力推,呈下犬式。

7 雙腳與身體保持不動,用雙手爬回動作 ❷ 的姿勢。

8 抬起上半身呈萬歲姿勢。完成動作 ❶～❽ 算 1 次,重複 10 次後休息 10～30 秒再做 2 組。

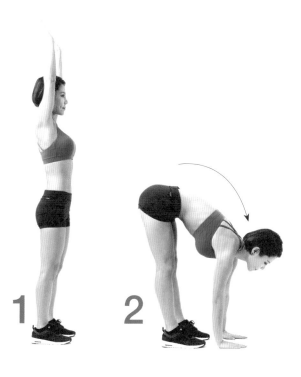

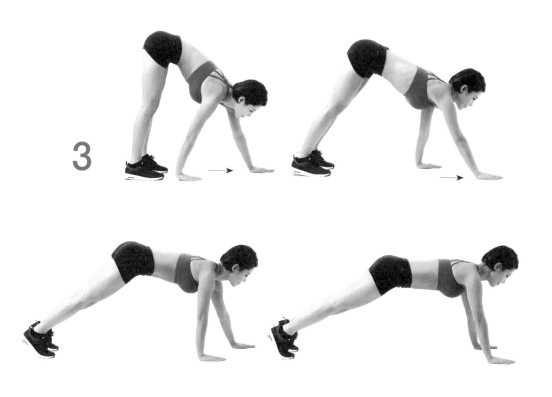

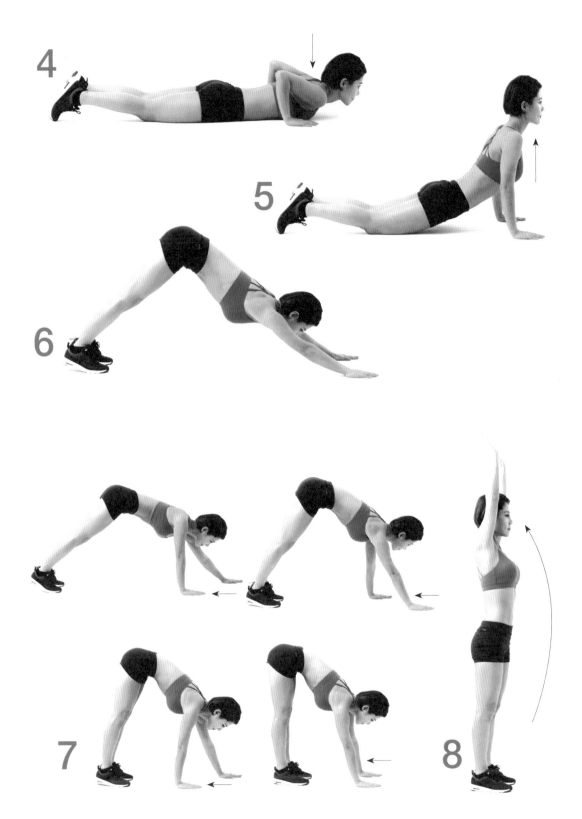

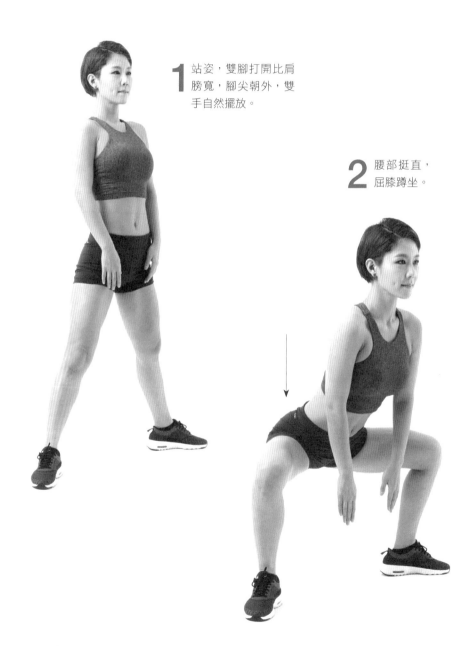

1 站姿，雙腳打開比肩膀寬，腳尖朝外，雙手自然擺放。

2 腰部挺直，屈膝蹲坐。

3 彎腰，讓上半身與地面平行，雙手指尖撐地，腰部持續維持在水平狀態。

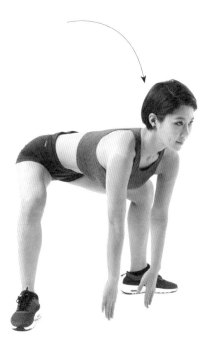

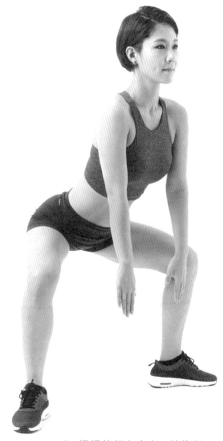

4 慢慢抬起上半身，就像從地底拔出蘿蔔一樣。

吐氣

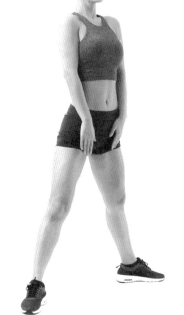

5 臀部用力，同時起身站起。完成動作 ❶～❺ 算 1 次，重複 10 次後休息 10～30 秒再做 2 組。

慢速硬舉

10 次 × 3 組

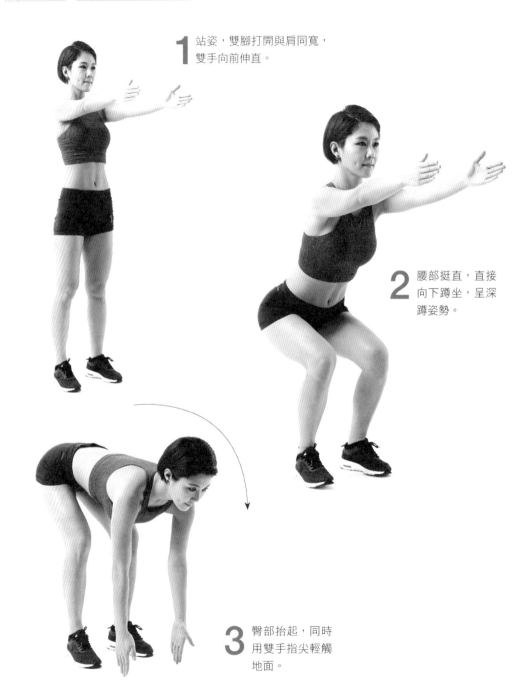

1 站姿，雙腳打開與肩同寬，
雙手向前伸直。

2 腰部挺直，直接
向下蹲坐，呈深
蹲姿勢。

3 臀部抬起，同時
用雙手指尖輕觸
地面。

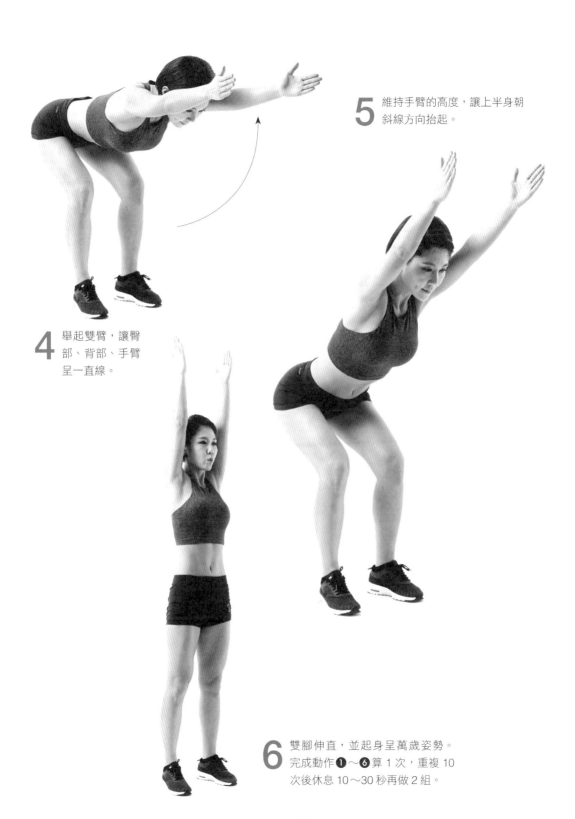

5 維持手臂的高度，讓上半身朝
斜線方向抬起。

4 舉起雙臂，讓臀
部、背部、手臂
呈一直線。

6 雙腳伸直，並起身呈萬歲姿勢。
完成動作 ❶～❻ 算 1 次，重複 10
次後休息 10～30 秒再做 2 組。

側蹲划船式

10次×2組

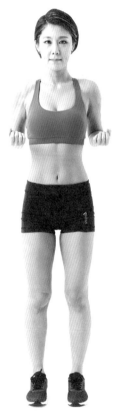

1 站姿,雙腳打開與骨盆
同寬,雙手舉至胸口的
高度。

2 右腳往右側大幅度跨出
後蹲坐,同時將雙手往
前伸直。

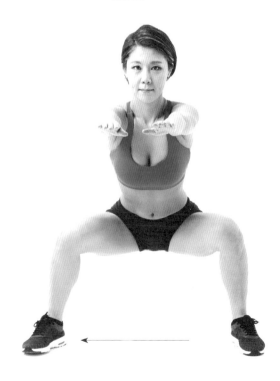

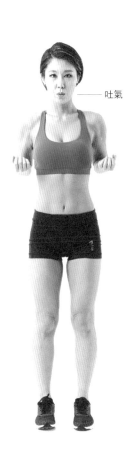

—— 吐氣

3 起身回到動作❶，同時將
雙手往後拉，繃緊背部。

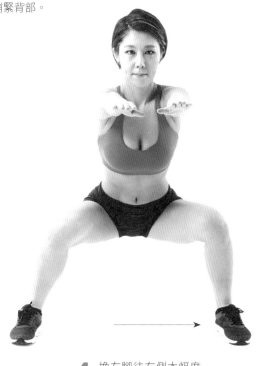

4 換左腳往左側大幅度
跨出去後蹲坐，同時
將雙手往前伸直。

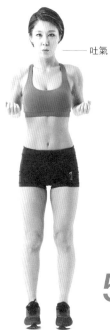

—— 吐氣

5 回到動作❸。左右交替算
1次，完成 10 次後休息
10～30 秒再做 1 組。

每天 15 分鐘，4 周「居家運動計畫」

以下是為了想運動卻懶得出門的女孩們，所精心準備的「居家運動計畫」，正如其名，是在家中就能完成的燃脂增肌訓練。無須長時間運動，每天只要投資 15 分鐘，並有足以活動的一坪大空間和自己的身體就能行了！這可是我為了各位嘔心瀝血規劃的運動，所以請相信我，只要奮鬥 4 周就可以了！

		星期一／星期三／星期五			星期二／星期四／星期六
1 week	J1	慢速波比跳 10 次 p.130	D6	下犬登山式 20 次 p.74	
	G2	深蹲側抬腿 20 次 p.96	G3	挺胸弓箭步 10 次 p.98	
	J3	波浪式伏地挺身 10 次 p.134	F2	眼鏡蛇式伏地挺身 15 次 p.87	
	H4	橋式運動 20 次 p.116	J4	早安彎腰式 20 次 p.136	
2 week	J6	三段式波比運動 10 次 p.138	J9	撐地波浪式伏地挺身 10 次 p.142	
	G8	相撲深蹲 I 15 次 p.104	G10	扭腰相撲深蹲 20 次 p.106	
	J5	單腳下犬登山式 7 次 p.137	J8	棒式側抬腿 20 次 p.141	
	J7	併腳深蹲划船式 20 次 p.140	H8	反向高抬腿 10 次 p.122	
3 week	J10	相撲硬舉 15 次 p.144	J1	慢速波比跳 10 次 p.130	
	F6	棒式側抬膝 20 次 p.92	E5	慢速俯身划船式 10 次 p.84	
	J2	波比伏地挺身 10 次 p.132	E1	大拇指朝上擴背 15 次 p.78	
	G13	併腳橋式運動 20 次 p.110	J11	慢速硬舉 10 次 p.146	
4 week	J6	三段式波比運動 10 次 p.138	J12	側蹲划船式 30 次 p.148	
	H9	棒式高抬腿 20 次 p.124	J6	三段式波比運動 10 次 p.138	
	G9	相撲深蹲 II 30 次 p.105	D7	開合剪刀腳 30 次 p.76	
	E4	W 字形超人姿勢 15 次 p.83	F3	俯趴雙腳抬起 15 次 p.88	

＊此計畫為循環訓練（Circuit Training），按照標記的順序進行每個動作，完成規定次數算 1 組，休息 30 秒後回到第 1 個動作，接著再做 2 組，也就是1天需要完成 3 組。

PLUS PROGRAM

消滅腹部贅肉，雕塑11字腹肌！
腹肌養成每日計畫
想擁有藝人般的11字腹肌嗎？別羨慕！你身上的某個地方一定藏有腹肌，只是它現在躲起來了！快讓隱藏在深處的腹肌重見天日吧！每天只有 2 個動作非常好記，而且比什麼都簡單，真的超級簡單！來，不如現在立刻開始吧！

F5手碰手側腹延展10次 p.90
F1晾衣繩運動 10次 p.86

「我要穿上比基尼」祕密特訓

　　夏天馬上要到了？到底何時才能瘦身成功，並穿上心儀已久的比基尼呢？別擔心！各位女性朋友們，只要照著野心勃勃的我所準備的「我要穿上比基尼」祕密特訓，按表操課就可以了。我將這套動作分成上半身、下半身、全身三種，大家可依自身需求選擇或加強。這些全是由瘦身效果驚人的動作所組成，只要照著做，每天訓練，就能早日穿上比基尼奔向海灘！

＊此即為書末的「我要穿上比基尼」隨行訓練卡的內容，可將書末的訓練卡剪下，隨身攜帶，隨時隨地展開比基尼特訓鍛鍊！

上半身篇

下半身篇

全身篇

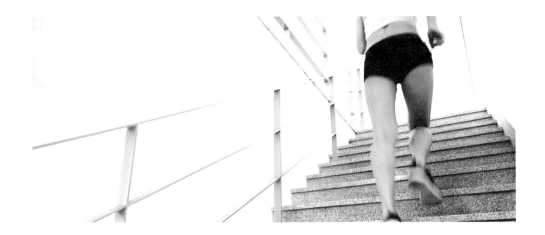

THREE

心靈篇

減肥不輕鬆吧？對於看不見盡頭的戰役感到精疲力盡，深怕自己一切的努力終將失敗？每天在吃與不吃之間掙扎？稍微長出一點肉就覺得世界末日要來了？面臨減肥停滯期，心情就會跌到谷底。這個時候，請看看本章好好安慰自己吧！不要緊的，我也是過來人，其他減肥者也跟你一樣有著相同煩惱，你不是一個人，再加把勁，我們一起努力吧！

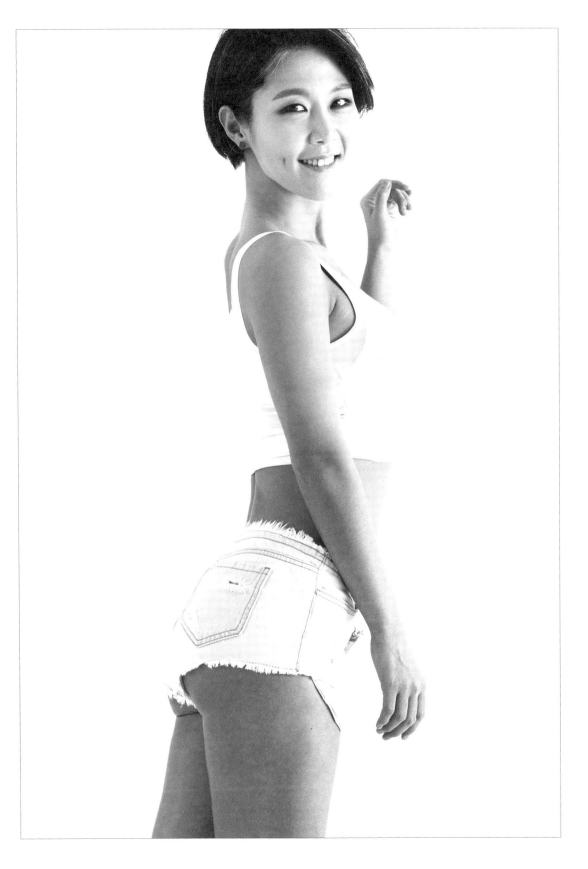

把停滯期當作中場休息，
稍微喘口氣吧！

　　即便我現在已經維持這樣的身材 7 年之久，有時，我還是會覺得以前那個肥胖的自己緊跟在身後，感到害怕不已。女孩們經常問我「**不想運動或遇到瓶頸時怎麼辦？**」答案只有一個：就是對自己狠一點。

　　肥胖時期我瘋狂的少吃多動，你以為我真的喜歡嗎？純粹是因為我真的該減肥了。

　　我的身上還有很多肥肉要減，所以就算再怎麼不想減肥，也要硬著頭皮綁上運動鞋的鞋帶；就算滿腦子裝得都是食物，也要擦掉口水、拚死拚活地忍下來。有次在睡眠不足的狀態下，我整個人從跑步機上滾了下來，甚至不要臉地躺在健身房的地板上嚎啕大哭。我真的太火大了！我討厭 1 年多來處在 70 多公斤、體重毫無動靜的自己，也討厭當下處境，既沒錢又沒時間。哭了好一會兒後，心情逐漸好轉起來，這時才發現周圍的人都在看著我，令我感到羞愧不已。

生氣不能解決任何事情，減肥也不例外

　　當下「火大的情緒原來會讓人墜入深淵」的想法不禁浮上心頭；哭完冷靜下來後，心情有好轉嗎？沒有，事實上又再次回到原點。既然這樣該怎麼辦？發脾氣只會一再搞砸自己的心情，變得更傷心罷了。總不能一直哭、一直發脾氣，一再上演這些戲碼吧？如果沒打算放棄減肥，還是老話一句：一切端看你自己怎麼想。工作不也一樣嗎？

　　工作時覺得又累又不爽，考慮乾脆辭職不幹了，可是 5 分鐘過後，依舊向現實低頭、繼續工作。因此，面臨低潮時請往好處想吧！不過，減肥時請以利己主義武裝自己，只要一心想著什麼對自己有好處即可，完全！完全！不用在意他人的眼光，只有你知道如何「衝破」停滯期！

急躁的心，
只會讓減肥失敗

「做了肌力訓練後長出肌肉，怎麼辦？」＝「在便利商店打工後變成富翁，怎麼辦？」或者「拚命運動整整一個月，可是為什麼都沒有瘦？」＝「上班一個月了，為什麼還沒升遷？」

等號前的問題，是我們經常在減肥停滯期，會一直反問自己的問題；但是我認為這些問題，如果替換主詞，改成等號後的問法時，你會不會就覺得這個人想太多了呢？總歸一句：我們太急躁了，這種想法根本為時過早，現在煩惱也改變不了什麼，這不過是喚起自己「憂鬱意識」罷了。

身體不會說話，只能用停滯期來抗議

我經常問減肥中的女孩們，真的盡全力試過了嗎？堅持了多久呢？72 公斤正值停滯期時，我真的很努力在運動，可是 1 年下來我卻連 1 公斤都沒有瘦。我作何感想？難道不累嗎？起初我也感到忿忿不平，不僅謾罵自己遭受詛咒的身材，不停埋怨。但很快地，我意識到是我減得太急促了，身體跟不上我的速度，它感到力不從心，即使速度慢了下來它也追不上我，只好停下來，是我對不起它。它被我任意糟蹋了數十年，事到如今我只不過是運動個幾年、控制住飲食而已，卻一再催促它要盡快瘦下來，是我對不起我的身體。

此外，身體每天、每一刻都在奮力與各種細胞對抗，守護我們，讓我們不生病。若一再催促的身體快點瘦下來的話，最終被逼到走投無路的身體也會放棄一切，屆時再來後悔也為時已晚了。因此，對於自己擁有能運動的身體應心存感激，懂吧？那該從何開始呢？從不要吃宵夜開始！

想快速達成目標，
就寫下減肥願望清單吧！

　　現在，不妨把減肥的願望清單寫下，每當對減肥感到力不從心時，請看看療癒心靈的願望清單，就能打起精神。以前的我因為是高度肥胖，所以願望清單相當簡單，現在看來，我的願望還真渺小啊～

1 穿白 T 牛仔褲

2 搭公車不用看別人臉色

3 堂堂正正地去澡堂

　　看起來不怎麼樣吧？可是這些真的是我當時減肥成功後，最大的願望，而引頸期盼的結果是……它們成真了！大家也快點寫下自己的減肥願望清單吧！真的很有用。此外，我建議大家寫下自己的願望清單後，也看看其他人寫的內容，神奇的是，大家的願望中多少有部分重疊呢！現在，就寫下你減肥成功後想嘗試的事，別在意他人眼光，讓我們互相鼓舞對方，一步一步邁向成功！

社群網站問卷調查 10 大減肥願望清單

1. 成為父母心中惹人疼愛又乖巧的女兒

2. 夏天穿上比基尼，自信滿滿地前往游泳池

3. 穿上針織衫後看起來纖細不顯胖

4. 挑選衣服時只看設計感、不看尺寸

5. 對得起自己

6. 跟身材姣好的女生們一樣穿上美美的衣服拍照

7. 即使只穿白 T 和牛仔褲，也能很有型

8. 拍寫真冊

9. 成為男友引以為傲的女朋友

10. 穿上漂亮有型的運動服運動

我的減肥願望清單

假如減肥成功了，你想實現什麼事情呢？

減肥要偷偷進行！
善意的謊言有助減肥成功

　　大家都說減肥時要跟身邊的人大肆宣傳，才有助減肥不是嗎？所以一開始我也到處宣傳自己正在減肥，但是這對我來說反而有害；我要告訴大家：減肥要偷偷進行，才會成功。

　　減肥時往往會出現許多障礙，而最大的障礙就是身邊的人。好像要助你一臂之力一樣，但卻只有在減肥初期才幫得上忙。我覺得啊～女人內心有股連自己都渾然不知的狡詐習性，那就是嫉妒心！當發覺原本比自己胖的朋友變得比自己苗條時，她們會馬上從我軍搖身一變成敵軍！據說，她們心裡想的盡是「我什麼運動都沒做，所以你也不要做」、「我吃你也吃」、「在我打理自己前你什麼都別做」，雖然我一定會說「我才不要！」但是潛意識中會不知不覺地產生「危機感」。

　　當我一個人閒著不動，身邊的人卻拚命運動和控制飲食，或是比我胖的人慢慢瘦下來、體型逐漸變得跟我一樣，我想無論是誰都會產生危機意識，便不由自主地展開防禦戰；我覺得她們沒有惡意，不過這一切都是下意識行為：「沒關係啦，吃一口就好，你有在運動沒差啦，今天就一起吃吧」、「你看起來病懨懨的！現在不用再減肥了啦！」、「你運動之後好像長肌肉了，還是沒運動時比較好」、「我在吃東西，你不吃嗎？放心啦，吃這個不會胖」、「白天吃無所謂」等甜蜜誘惑開始纏著我；然而更糟的是「瘦下來後看起來好老！皺紋不是開玩笑的」、「你運動成癮嗎？我要是像你一樣運動，早就瘦了 10 公斤」。

面對冷言冷語，請用善意的謊言回擊

　　這已經不是我第一次看到別人踐踏那些，我所深愛且因減肥而感到疲憊不堪的女生們的話語！我們曾多次緊緊相擁、痛哭失聲，所以我常常叫

女生遠離說這些話的人，但是事情有我想得順心如意嗎？因此，我才說減肥時要懂得說「善意」的謊言。

　　跟朋友一起享用美食時，製造胃不舒服或要吃藥等藉口，想盡辦法避開。運動時，謊稱「我太胖，腰不好，再不運動的話以後就要開刀」等理由，不然就是假裝一副為求生存不得不這麼做的樣子。不管怎樣，就是不能說出我現在正在減肥；千萬別被他人發現你在減肥！減肥是你自己的事，就算你真的非常想跟朋友分享減肥的好方法，也請忍到你減肥成功的那一刻。當你擁有人人認可的完美身材後，屆時就算你不說別人也會來請教你，而你只要大略分享一下，對方就會深表贊同並感謝你！

減肥是孤獨的，
但越懂得與孤獨相處的人，越容易成功！

慢慢來的美學，
慢慢減肥的力量

　　我歷時 5 年半的時間減重 50 公斤，其成功絕非一蹴可幾，期間反覆經歷過無數次「減肥→復胖→減肥→復胖」的循環。為了減肥，我幾乎將租房子的錢花光，不僅試過各種減肥食品，試過西藥、中藥、打針，也參加過昂貴的減肥專案計畫，甚至有只給人吃肉、不讓人喝水的地方。

　　然而，這些方法的效果，勉強只能撐 3 個月左右，一旦過了這段時間，身材又會變得比之前更擁腫。我曾經有過在斷食補習班因飲食失調而導致吃完就吐，最後罹患憂鬱症而就醫的經驗。醫生說，吃完就吐只會導致養分流失，加快容易讓人發胖的鈉，其對人體的吸收速度。對我來說，這句話比任何療法來得有效多了，是它讓我精神為之一振。

欲速則不達，健康是減肥的第一要務

　　為此，減肥期間如果覺得身體有不對勁的地方，或是身上有莫名疼痛感，應立即就醫，切勿一個人煩惱傷神。醫生的診斷比身邊友人的更精準，明白吧？即使就醫後沒有什麼大問題，聽專家說聲「無大礙」也才能放心的繼續減肥下去。

　　重新回到正題，短期減肥往往令人感興奮，但同時也要有負起一切責任的覺悟。雖然可以快速甩掉肥肉，但是並不容易維持，因為復胖轉眼間就會纏上身，這也是我之所以選擇慢慢減肥的原因！減肥時，眼光要放遠一點，把時間拉長些，告訴自己短期內很難有驚人效果，切勿心急，以從容不迫的優雅姿態慢慢減肥吧！

減肥跟談戀愛一樣，
都需用心經營，克服倦怠期

　　如同戀人之間有倦怠期，減肥也有倦怠期。戀人面臨倦怠期時，一旦放棄就結束了，所以如果能找到共同興趣或是來場真誠對話，共同克服難關，兩人之間的關係將會變得比之前更堅固；相同地，一旦放棄減肥，一切就結束了，如果能尋找其他不同方法，或是藉由激勵等方式戰勝它，那麼，減肥的決心勢必會比之前更加堅定。

　　有沒有想過，為什麼「談戀愛」和「減肥」只有初期令人興奮悸動呢？不管是再怎麼好的減肥方法，到後來都大同小異。明明是因減肥而變瘦，卻漸漸覺得減到這樣就行了；原本運動 1 小時，後來只運動 20 分鐘；有時甚至什麼都不想做，變得越來越厭倦、越來越懶惰。這時可以暫時停下原先進行的運動，試著接觸其他運動方法。例如，找出自己身材的缺點，一邊補救缺點，一邊尋找箇中樂趣。

嘗試新運動，轉移目標

　　我的腰比較長，所以綽號是「金臘腸（源自身長、腿短的臘腸狗）」，每當減肥倦怠期來臨時，我就會加強鍛鍊這個部位。此外，為了讓腿看起來更修長，比起利用衣服或其他東西來遮掩我的短腿，我會專注在後背身型的雕塑運動。

　　有了新目標後，就會專心在該目標上，不知不覺就克服了倦怠期。此外，若是頭比較大的人可以進行肩膀運動；煩惱腹部贅肉的人可將精力投注在核心運動上。千萬別向稍縱即逝的倦怠期屈服。

　　照照鏡子吧！今天要做哪個新的部位運動呢？

不論發生什麼事情，
率先挺身而出

以前總是渴望被愛、想要受到關注；為此我費盡苦心，可是越是這樣，越容易造成別人的負擔，使別人遠離我，導致我更憤世嫉俗。然而，當我為了減肥而靠雙腳取代汽車後，我開始有時間靜心思考了。

仔細思考後才發現，我徒有嘴上功夫，實際上卻不曾為別人做過任何事，連我都不愛我自己了，其他人怎麼會愛我？我一邊想著「啊，原來我在強迫別人來愛，連我都不怎麼愛的自己」，一邊瞧不起自己。相較於自己的肥胖身軀，內在充斥著不滿、嫉妒與委屈的自己，更加醜陋無比，一點也不漂亮。

先從小地方開始吧！如果覺得發自內心太困難，那就試試我減肥的其中一個方法：

獨攬別人不想做、懶得做的粗活，

一切行動不是為了別人，而是為了讓自己瘦下來。

例如：有人不小心把咖啡打翻了，率先衝上前去幫忙擦乾淨；搶著做大家避之唯恐不及的拖地板、擦杯子、擦鏡子或玻璃門等苦差事；洗手間的衛生紙用完了，馬上跑去將它補齊等。雖然不是我的工作，但為了多動一些，我可是殺紅了眼在找事情做。於是漸漸地，人們開始對我另眼相看，他們不是因為我愛做苦差事而利用我，而是真心感謝我、開始照顧我，使我慢慢敞開因遍體鱗傷而緊閉的心房。

起初是自私自利為了自己減肥而做的行為，卻在不知不覺中變成發自內心而做的事。我能明顯感受到內心變得更溫暖、更祥和，其他人的感受就更不用說了。不如從今天起開始試試看吧？

一時的挫敗，
不會將先前的努力化為灰燼

　　不論是吃減肥餐還是運動，過程中有時難免會忍不住暴飲暴食，或是好幾天不想去運動。這時大部分的女生會認為「啊～全部泡湯了……」，並因此感到灰心喪志，但其實可以不用這麼自責。短暫的脫序行為，並不會讓你這段日子以來的努力全數白費。

　　我以「Dieter」這部韓國網路漫畫出現的內容為例。想像你正在蓋房子，房子本來蓋得好好的，不料你卻釘錯一根釘子，可是房子並不會因此而倒塌，只要將釘子拔起來重新釘好即可。

　　我們的身體也是如此，迄今為止都這麼努力，絕不會因為一次失誤就全部泡湯。犯錯後重新回到原來狀態就好，只不過會稍微耽擱一些時間罷了，如同拔起釘子再重新釘回去也需要一些時間，因此千萬不要氣餒。

這時只要對自己說：「這是情有可原的！」
別因為犯錯而感到自責與氣餒，
從現在起，重新步入正軌即可。

停滯期，
是減肥最大的障礙

　　所謂的減肥停滯期，係指持續依照減肥期間的計畫，認真控制飲食和運動，可是 1～2 星期後，體脂肪連 0.0001 公斤都沒有減少，或是體重反而增加的時期。事實上，這是每個人都可能會遇到的問題，所以不用覺得自己很衰或冤枉。而停滯期又可分為以下 3 種類型：

1. 開始運動 1 個多月了，可是卻沒有任何變化。
2. 初期好像有變瘦一點，可是 1～3 個月後，完全呈現靜止狀態。
3. 初期瘦得快，可是 1～3 個月後，體脂肪突然開始飆升。

　　只要你在減肥，必定會碰到上述 3 種停滯狀況的其中之一，它們的差異只有誰先來、誰後到。一般而言，產生停滯期的原因有：

1. 減重方法不正確，身體為了維持原來體重而硬撐抵抗。
2. 由於肥胖時肌肉量嚴重不足，以致身體處於必須先增加肌肉量的狀態。
3. 慢慢適應減肥的節奏，不知不覺變得比以前懶散。

　　假如你的停滯期屬於第 3 種，那我無話可說，只有認命的逼自己再勤勞一點；但如果屬於第 1 種或第 2 種，你還有希望。如果你是第 1 種停滯期，相較於拉長運動時間，我建議試著提高運動強度，例如從走路改為間歇式運動，跑一下走一下；又或者如果平常做 20 下深蹲後休息 30 秒，停滯期則縮短為休息 10 秒。如果你是第 2 種停滯期，則可照常進行原來的運動，但我建議飲食上可增加蛋白質的比重。無論是第 1 種或第 2 種，只要遵照這些方法改變，短則 2 星期、長則 1 個月，體重就會再次開始下降了，千萬不要放棄！

正面迎擊停滯期，才是根本解決之道

像我這樣從過度肥胖減掉數 10 公斤，停滯期難免來了又去、去了又來，反覆無常。每當碰上停滯期，又累又疲憊該如何是好？為此，每次快要倒下來時我都會這樣告訴自己「*瘦太快的話肯定會復胖，而停滯期之所以來報到，就是為了要避免復胖！*」面對停滯期必然是辛苦的，但值得慶幸的是，停滯期的到來並不代表一切毫無意義。儘管體重或 InBody 指數沒有變化，可是體內正逐漸發生諸多改變：緩慢跳動的心臟開始劇烈跳動起來；血管變得更乾淨，健康活力開始在體內運轉；可有效預防萬病根源的高血壓等。若要逐一列出這些身體的正向變化，可能不下數百種。

為此，千萬別因為「體重」或「體脂肪」沒有下降而灰心喪志；要相信它，你要相信自己的身體正在改變。

數十年來任意對待、從未好好照料身體，

事到如今，而開始進行不曾做過的運動和控制飲食，

甚至奢望它交出成績，你到底有何居心？

假如拚命運動和認真控制飲食，減肥必定就會成功，那麼世界上就不會有肥胖的人了。或許停滯期的到來，意謂著你必須多花點時間認真思考什麼比較重要：為了減肥，究竟是運動後餓肚子好呢？還是為了重新打造健康的身體，吃少一點或只吃好東西，同時運動培養體力呢？

從小事情開始，
慢慢改變更踏實

「早上吃沙拉，中午正常吃，晚餐喝果汁或吃小番茄！7點過後什麼都不吃！」

「每天運動2小時，且一天都不能少！這次真的是最後一次減肥了，要認真！」

意志真是堅定啊？但是你們聽過「三天捕魚兩天曬網」吧？訂出這麼嚴苛的計畫，也難怪只能撐3天。也是啦！我要是用這種方法苦撐，頂多也只能維持2天，撐到第3天已經很不簡單了！為此，訂下這麼無理的計畫，失敗是必然的，而且越是如此，自己越顯渺小，甚至會一邊自責「唉，我這女人只有這點能耐，減什麼肥啊，乾脆一輩子當豬算了！」但更可怕的是，勉強自己實行這個嚴苛計畫1個月以上並暴瘦後，緊接著，你必須跟猶如暴風般席捲而來的溜溜球效應相抗衡，進而感到生不如死。經歷這樣的惡性循環後，可別就此放棄，乖乖聽我的話，只要你願意付出小小的努力與改變，身體必將懷著感恩的心，跟著一起改變。

生活中的小改變，有助減肥更順利

1. 起床後伸懶腰和喝一杯水，接著摺棉被和整理床鋪

由於剛起床的身體尚處於僵硬狀態，一睜開眼睛就做伸展和家事，可消耗更多卡路里。

2. 樓梯是我的能量來源！它是讓我變瘦、變苗條的頭號功臣之一

一階一階往上爬也不賴，但是兩階兩階往上爬的話，不僅有助提臀，更能消耗4倍之多的卡路里。另外，爬樓梯還不至於長出令你擔心的蘿蔔腿，等你達到目標體重後再擔心也不遲。

3. 保溫杯裝滿開水，隨時帶在身邊

準備 1 個保溫杯在身邊，1 天喝滿 2 公升絕對沒問題。減肥和開水的關聯有多深，我想就算不用多說，此觀念也早已被媒體廣為宣傳了。總之，隨時補充水分非常重要。

4. 少吃鹹食或炸物，禁吃加工食品

如果覺得控制飲食不容易，那請謹記這一點：不吃鹹食或炸物。趁這次機會，徹底戒掉對身體無益的食物吧！

5. 姿勢端正就能瘦！維持端正姿勢，不要翹腳

一旦養成翹腳的習慣，骨盆便會逐漸歪斜，進而導致身體不平衡。此外，翹腳也是下半身肥胖的元凶，因此請務必當心。現在只要一翹腳，就要告訴自己趕快放下。

6. 為了自己的身體，每天投資 15 分鐘的運動

全神貫注在自己身上，並開開心心地運動吧！運動不是為了讓自己感到有壓力，而是為了與身體對話，認識自己，與身體培養感情。

　　雖然要馬上實踐上述內容可能太辛苦，為此，建議各位選擇最有把握的一點開始，再逐一慢慢實踐改變吧！這是我親身經歷的故事，同時也是親身使用過的方法。切記，欲速則不達，給身體一些時間，循序漸進地「一起」邁進。

一句簡單的鼓勵，
對減肥者而言非常重要

　　我的周圍有太多朋友，減肥時因他人的一句話而身心受創。仔細想一想，有時候我自己也會突然脫口而出「你最近怎麼都沒瘦？」這種傷人的話。站在我的立場，這不過是擔心和問候參半、想關心對方的一句話，但是現在回頭想想，自己減肥時如果別人問我「最近沒在減肥了嗎？」或「最近依然在減肥嗎？」時，應該會感到相當不耐煩，心中不免暗自想著「是怎樣？真的是閒閒沒事耶，我要不要減肥關你什麼事？」整個人變得十分敏感，甚至開始想要迴避那個人。

　　為此，身邊如果有人正在減肥，而你正好也在減肥的話，彼此裝傻、假裝沒這回事，或許反而更有幫助。即使對方是你的好友，而你也只是想說句加油鼓勵的話，也請你務必忍耐；或是，在你密切關注對方的減肥過程後，別忘了勉勵對方「你真的瘦超多」。不過，唯有對方明顯瘦下來時才能這麼說。假如瘦得不多、看不太出來的話，可以這麼說「是姿態矯正的關係嗎？身材曲線明顯不太一樣耶！你都做什麼運動啊？」假如根本看不出來，那就什麼話都別說。如果實在太想跟對方說句話，最好說「開始運動後皮膚好像變好了」等加油鼓勵的讚美話。如果什麼都不瞭解，那什麼都不要表態最好。減肥時，人們對微不足道的話語都相當敏感，而且往往會在意好一段時間。

　　要求是不是很多啊？可是對某些人而言，這小小的體貼將會是莫大的力量，同時也將成為能讓他們繼續運動好幾個星期的力量啊！

接受他人真心的讚美，也是瘦身成功的關鍵

　　換個立場，如果有人真心讚美你、鼓勵你，但你卻變得異常敏感，甚至愛理不理地回對方「你在說什麼？我最近胖了好嗎？」這樣只會讓彼

此陷入尷尬狀態。儘管不容易，但是能否勉為其難地說聲謝謝、微笑回應對方呢？

　　減肥中的人很敏感！這點請不要被別人發現，自己知道就好。事實上，減肥期間往往會發生不少問題，其中，人與人之間的一句話最難以負荷，造成的創傷也最大。我自己減肥時也相當敏感，總是說「我不要吃，我在減肥」，可是別人在吃東西時卻猛盯著對方，渾然不知已造成他人困擾。當朋友因為心裡過意不去而叫我也吃一些時，我內心又會暗自想著「真愛扯我後腿，我才不會上當！」女孩們，拜託你們千萬別這樣啊～～要是這樣走火入魔，只會辜負了我的好意。

也許，減肥過程中最珍貴的，

不是辛苦鍛鍊的好身材，

而是無意間培養的「內在肌肉」，

讓我們變成內外都更強、更好、更美的人。

只要決心開始，
我們都擁有改變的力量

　　現在，我要慎重的和高度肥胖的女孩們說：我當了 25 年的豬，過程艱辛又受盡各種侮辱，也熬過無數個地獄般的日子，但我依舊迷惘。別說擁有曼妙身材了，我甚至認為自己的人生根本連一般人的身材也無法擁有。然而，度過這道難關的我經常將這句話掛在嘴邊「**你們絕對也做得到，而且一定會變得比我更美麗動人。**」或許聽起來像場面話，可是這真的是我的真心話！

　　想像一下，一個超過 100 公斤的胖女子，不僅罹患社交恐懼症、憂鬱症、暴食症，更有覺得人們都鄙視我的誇大妄想症，這令我非常痛苦。每天神經兮兮，覺得活著真沒意思；每次想運動時就這裡痛、那裡痛，一度覺得難道我要就這樣死去嗎？每當想在路邊吃個辣炒年糕，就會引起旁人側目。跟我一起吃飯的女生總是說，看到我的肚子就飽了，不禁令我想「難道是擔心變得跟我一樣，所以才沒胃口的嗎？」明明是我在減肥，可是身邊沒減肥的朋友好像瘦得更多；陪朋友去服飾店，店員總是用這裡沒有你能穿的衣服的表情看著我；臉本來就很大了，去髮廊的話肯定會大得更明顯，索性就不去了；想穿現成的衣服，不想穿運動服，於是將自己的身體擠進 XL 號的衣服內，可是只要一回到家，衣服就這裡磨、那裡磨，害我全身傷痕累累。

眾人的嘲笑與辱罵，正是我減肥的動力

　　這樣活著的我，某天卻遭受路邊莫名人士辱罵，從而萌生乾脆死掉算了的念頭，整整餓了 2 天，可是這樣下去真的會送命，於是臨死之前我痛下決心，死前一定要擁有腹肌。5 年以來，不管是否變瘦，我都持之以恆地運動，管他是鍛鍊什麼，動起來就對了。

　　有錢就去健身房，沒錢就在家裡深蹲，不然就去操場健走；想要瘦得快一點時就會復胖，每次減肥總會失敗好幾次，後來想一想，因為我總是想在短時間內盡快瘦下來，因為我太胖、太需要狠狠減肥了，但我也明白自己太心急了，儘管如此，我也沒有因為瘦得快而被復胖擊敗，換個角度想一想，我要瘦的地方比別人多，所以耗時是理所當然的。

　　你做得到，絕對沒問題，千萬別放棄，只要堅持下去，秉持著「運動是一輩子」的想法，努力加把勁，你絕對做得到！你知道嗎？你比現在的自己還要更美、更有魅力，甚至更堅強 100 倍。

你還有希望，快運動，
我們一起從今天開始運動吧！

「我一定做得到！」
用正面思考改變自己的行動

　　感到茫然不知所措吧？覺得自己辦不到吧？覺得運動好累，想吃的東西何其多，到底該如何減肥根本毫無頭緒，自己一定瘦不下來吧？甩掉50 公斤前，我也曾碰壁無數次，也曾氣哭抱著「算了，隨便啦」的決心暴飲暴食好幾次。話雖如此，若要我選出減肥成功的原因，無疑是「我未曾停下來」。我想以一般人之姿嘗試許多事情，而非以肥胖女子的身分。我也想讓我的家人與朋友見識一下自己令人引以為傲的模樣。

　　當我減了 40 公斤以上、瘦到標準體重 62.8 公斤，足足耗時 3 年，身邊親友讚聲不斷，讓我深信自己成功了。可是自從聽見初次見面的人說我肉肉的，我再度發火了，遂下定決心「能走多遠就走多遠」。其實瘦到肉肉的程度就夠了，然而，這次我單純想為自己再多試一下。從我咬緊牙關到練出明顯腹肌，整整歷時 3 年的時間！在此之後，邁入減肥後維持體重階段的第 7 年。

不去嘗試，怎麼知道自己的極限有多少

　　歷經如此艱辛的歲月後，我敢肯定的是：這確實是場值得拚拚看的硬仗；因為，你的人生或許會從此徹底脫胎換骨。每天唱著好想死的歌曲卻又沒勇氣輕生的我，自從開始減肥後，第一次體會到活著也不賴。不僅有令人期待的事情發生，心臟也會因此而跳動；最重要的是，我學會了該如何愛自己。儘管減肥告終，可是為了不要失去辛苦得到的一切，並追求更好的自己，我不想就此停下來。

　　身體太老實了，是我至今遇過過最老實的朋友，而運動最能詮釋「做就對了」這句話，所以請相信自己、相信身體，今天要比昨天再多動一些、多努力一點。死前若沒有美得閃閃發亮，豈不是太可惜了嗎？

寫給高度肥胖女孩們
的一封加油信

　　嘿～我也不是一般的減肥者，而是高度肥胖的減肥者。高度肥胖女子的人生與一般人截然不同，從出門的那一刻起，就好比踏入煉獄，天天都要受盡侮辱，沒有人在乎我，但我卻必須假裝不在意這個世界，並且獨自一人活下去。

　　無法隨心所欲搭乘大眾交通工具，即使有空位，坐下時也要看人眼色，深怕一個座位太小了；即使站著也會不自在，擔心自己會妨礙到別人走動。就算錯過用餐時間、晚一點才吃飯，也要看人臉色，深怕對方露出「你又要吃？」的驚恐神情望著我。

　　我也不想工作。公司制服勒著身體一整天，感到非常不舒服。不知道是我太胖還是制服的問題，總是搞得我每天頭暈、肚子疼。我也不想去洗手間。每當看到自己的樣子照映在鏡子上，總會想把鏡子砸爛。我甚至害怕跟別人談戀愛，深怕被人利用或遭人唾棄，因為我總是懷疑對方「怎麼可能跟我這種胖子交往」。人們哄堂大笑也會令我感到難堪，好像他們都在嘲笑我一樣。

　　可是，這一切都是我憑空捏造的假象：我覺得肥胖的自己太可憐、太沒出息，所以別人也會這麼想，於是我被自我囚禁在一個自己打造的地下碉堡中，無法脫逃。

女孩啊，愛自己，別人才會開始愛你。

你一定不曾減肥 6 個月以上吧？

讓我們痛下狠心 6 個月，一起長期抗戰吧！

你是我的命運，
我最好的運動夥伴

　　另一個減肥成功的最佳途徑就是：找到最佳的運動夥伴。或許，也可以趁這次減肥的機會，開始過濾人脈關係，雖然對其他朋友很不好意思，但是短時間內必須跟比我瘦且喜歡運動的朋友為伍。如果朋友真心愛我，一定會體諒我、等待我；減肥具有過濾「真朋友」與「假朋友」的優點！

　　減肥的人就算沒人當面酸他也會莫名感到委屈，別說不想運動了，就連肚子餓時也十分敏感。女孩啊～減肥時千萬不要跟對你不友善的人見面，也不要對著他們笑，這種人不會改變的，所以千萬不要擁抱或體貼那些人。再說現在的你也分身乏術，因此根本沒必要理會這些不友善的朋友。因為減肥時你會發現自尊心一再被擊垮，一旦身體勞累，精神也好不到哪裡去，更別說好好減肥了。

　　為此，減肥期間，最好待在懂得你價值的朋友身邊，別平白無故地遭人鄙視。只要待在珍惜且喜愛你的真實模樣、而你也能以真實模樣自在融入其中的空間就好。

不管有沒有減肥，你都是最珍貴的人，願你一路順遂。

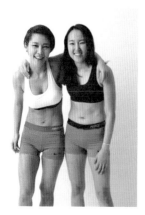

◀ 我的最佳運動夥伴，韓惠敏！趕快去找一個能互相
　勉勵、督促你向前邁進的運動夥伴吧！

我就是我！
不要拿自己跟別人比較

　　跟朋友一起減肥時，朋友體重直直落，只有我瘦不下來；怎麼辦呢？

　　朋友是朋友，我是我，每個人的個性、體質等，全都不一樣。我們不可能跟朋友共處 24 小時，也不知道對方幾點睡覺、何時起床、在想些什麼，更不可能對朋友的一舉一動瞭若指掌。朋友可能在我看不到的地方認真努力減肥也說不定，所以別因為只有自己瘦不下來就鬱鬱寡歡。反正只要默默努力，最後必能得到相同結果，只是快與慢的問題，何必比較呢？自討苦吃呢？

自己，是減肥時最大的敵人

　　依照你的步調前進就對了！打造合乎自己體型的身材，如果最難瘦的部位是上半身，那就全神貫注在雕塑纖細腰部與腹肌；如果最難瘦的部位是下半身，那就全神貫注在筆直性感的雙腿與提臀運動上。雖然不會因為你拚命運動，雙腳就突然變長或鐵杵就變成繡花針，但只要認真做提臀運動就能讓腿看起來更修長，而認真做肩膀運動也能讓臉看起來比較小。像這樣掌握個人缺點並加以補強，就是修飾體態（Body Shaping，意指靠運動改善身體的局部線條）的概念。任何人都能透過修飾體態的方式擁有美麗曲線。

　　不要再跟朋友比賽了，也不要執著於最難瘦的部位，先發現自己的優點，同時靜心等待，這也是減肥成功的祕訣之一，因為「耐心」與「等待」是在減肥過程中，更勝於完美體態的寶物。

減肥這條路雖然辛苦，但有姐在，別怕！
來看看其他女孩們，如何克服減肥停滯期？

✉ **孩子的媽**／正當我生完 3 個小孩、對自己變化極大的外貌感到憂心之際，我決心開始運動。儘管還差得遠，但是我逐漸感受到自己一點一滴改變的模樣。雖然沒有過度肥胖，卻能明白那般感受。世界上依然有許多很好的人，所以女孩們大家一起加油，讓自己變得更健康。既然逃不掉，那就好好享受；想要好好享受，就要付出努力，知道嗎？一起加油吧！

✉ **jjieunii_27**／我不斷往返於過度肥胖與肥胖的惡性循環中。說不定是我最厭惡自己、為自己感到羞愧，所以才會逐漸銷聲匿跡起來。

✉ **Love.J**／希望大家別被減肥的框架所拘束，而是能學會如何愛自己，還有別忘了減肥要循序漸進與持之以恆，你的敵人只有自己，沒有別人！拋開他人的眼光，只要拿昨天的自己跟今天的自己比較就好。願你能找到存在於過度肥胖軀殼中的美好自己！

✉ **most_bbb**／有人因過度肥胖而感到自慚形穢，卻也有人能當之無愧地生活著。我認為就算胖也依然開朗的人，特別有魅力。各位女孩們，想法要積極正面，將運動當作是為了健康著想，如此，身體也會跟著改變！加油！

✉ **Arumi**／你是否覺得電視上出現的激瘦案例永遠不關我的事，從來不敢妄想掛在地下街商店的 free size 上衣，連踏入店家都不敢想呢？我也是這樣。可是，自從開始為自己著想、專注在自己身上、更愛自己、勤於打理自己之後，現在不但能盡情逛任何一間服飾店，更成為一名以前認為根本不可能變成的減重者。礙於過度肥胖，所以想都不敢想嗎？事實上，相較於一般人，我們的身體只要做些運動就能輕易瘦下來。因此，希望你能鼓起勇氣、再加把勁。對自己的身體抱持多一點希望，它必將呈現出更多全新面貌。

✉ **ypinkok78**／雖然我並非重度肥胖者，但是最令我感到難過的是，每次去服飾店都被當作隱形人對待。如今我瘦了 14 公斤，可以抬頭挺胸地踏入服飾店。目前正在努力維持體重中，願正在努力減肥的人也一起加油！

✉ **雙豆媽**／身高不到 160 公分卻胖到 100 公斤的你吃了不少苦頭，必須穿 4XL 尺碼的上衣和 38 腰的褲子。然而，3 年下來你瘦了 45 公斤，體重來到 55 公斤，甚至穿得下 S 號的衣服。你絕對忘不了當下的心情。可是好景只維持了一年，你又再次復胖了，胖回 70 公斤。別難過、別退縮，你可以重新瘦下來。你倔強又頑

強，扶養 2 個兒子的你無所不能，在年滿 40 歲前快快展現你驚人的瘦身成果吧！加油、加油、再加油！痛下心和減肥一決勝負吧！

✉ **紅藥**／歷經兒童肥胖，高中到 20 歲出頭這幾年來體重突破 3 位數，時至 20 多歲才開始減肥，現在變回正常人也不過才第 6 年的時間。如今想想，我曾多次後悔當時為何沒有及早瘦下來？寫下這段話的當下依舊悔不當初……那可是我人生中的花樣年華耶！從今天起馬上開始減肥，讓下半輩子活得更快活吧！要是等到明天，你又老了一天！

✉ **mej2054**／下定決心減肥的第 28 次又再度失敗了，如今突破體重最高紀錄的我，想在 30 歲前完成一項壯舉，於是展開最後一次的減肥！不惜掏出攢來的積蓄報名私人教練課程，甚至辭掉工作，打算全神貫注在自己身上。我要的不是讓別人看到更漂亮的自己，而是當之無愧！在就業困難的情況下，我卻為了減肥而辭掉工作，此舉被身邊的親友罵翻了。可是我認為，只要身體變得更健康，就能勝任更多工作，於是才決定放手一搏。儘管我沒有過度肥胖，卻能完全體會變胖時的痛苦與悲傷，以及減肥瘦得或多或少的感受。

✉ **jnlee27Love.J**／3 天捕魚來個 10 次的話，也相當於 1 個月！來個 100 次的話，相當於 1 年！所以千萬別放棄啊！

✉ **sund**／不是叫你咬緊牙關立刻減肥，而是要為了抬頭挺胸面對這個世界而開始運動！先開始運動再說吧！光是這麼做，世界看起來就會截然不同。

✉ **第三層抽屜**／還沒享福就要自我了結嗎？趁還年輕時盡情穿上漂亮衣服吧！

✉ **q.gustorita**／世界是不公平的，越有錢、越有權有勢，身材越苗條貌美，過得越安逸。可是我既沒有錢又無權無勢，更無從繼承這些，再說那也不是光憑我的力量就能擁有的東西。然而，要變美麗是沒問題的。瘦了 20 公斤後，不但開始有男生對我感興趣，問路時人們也相當友善。不管去哪裡，再也不用像個魯蛇一樣畏畏縮縮，大家對我都十分親切。是不是很不公平？這個世界本來就不公平。若想活在這個既不公平又險惡的世界，就要使出渾身解數變瘦、變漂亮。如果屆時世界依然待我不友善且毫無改變呢？那又怎樣，變瘦、變漂亮的我一個人開開心心地生活不就行了！

✉ **witch_sister**／瘦下來後最令人開心的就是，沒人在乎我了！不免讓我覺得「原來這就是變成一般人的感受啊！」肥胖時一舉一動備受矚目，大家總是明目張膽地看著我，犯錯時也會被放大檢視。可是瘦下來後，那些討人厭的視線不復存在了。以前搭公車或捷運時總像個罹患社交恐懼症的人一樣，連呼吸都感到吃力。現在，我依然在努力中，一起加油吧！

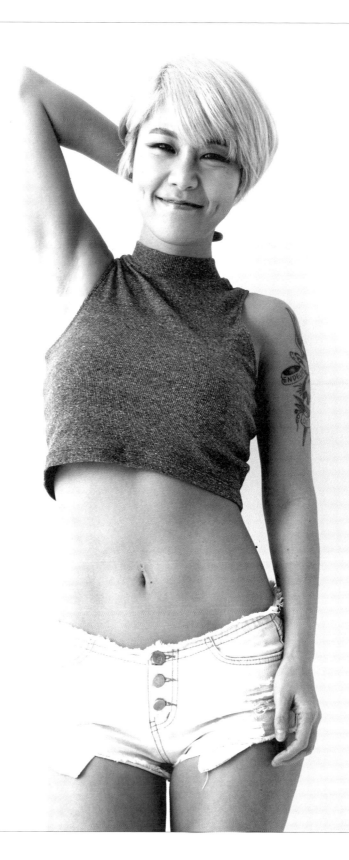

FOUR

Q&A 篇

從飲食到運動，減肥期間遇到的各種突發狀況，是不是令你感到不知所措？在本章我將不藏私地將所有關於減肥、瘦身和飲食的觀念，傳授給你們。但請不要再問我「怎麼瘦下來的？」因為瘦身沒有捷徑，唯有努力再努力！另外，本章也收錄許多關於肌力訓練的觀念，如果運動時遇到問題，務必拿出來詳讀。

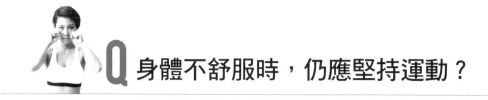

Q 身體不舒服時，仍應堅持運動？

A 久未運動的身體，有時突然開始運動，反而會覺得體力大不如前，這往往發生在身體為了適應惡劣環境的暫時麻痺，隨後又逐漸恢復正常的情況。相較於暫時休息片刻，讓身體持續活動反而有助於快速恢復身體狀況。為此，我們應該善加區分身體是真的不舒服，還是只是運動後的「假性」不舒服。

當時正值 20 歲出頭的我熱衷於健走減肥，某年冬天，早上一睜開眼睛便覺得頭昏腦脹，全身冷得直打發抖，彷彿徹夜遭人毒打般疼痛不已，甚至有些發燒，於是只好跟媽媽說：「我好像感冒了，身體太不舒服沒辦法去上班，你幫我打個電話」。可是怪了？媽媽竟然收起棉被，同時破口大罵：「還不起床！星期一早上哪有人不憂鬱的？給我出門！真要病死的話也給我上班途中病死！」

聽到平常親切熱情的她這麼一說，讓我心痛到骨子裡，不得不憤而起床準備，再用力關上大門出去。正當我氣喘吁吁地站在公車站等公車時，一陣冷風狠狠打在我的臉上，剎那間「我幹嘛等公車」的想法從腦海中掠過，於是我轉向公司的方向，開始走起路來，快速地走、用力地走，兩隻手臂也使勁擺動著，開啟健走模式！走沒多久後，身體逐漸發熱，冬天冷颼颼的空氣也令人感到神清氣爽，空氣中彷彿散發著一股清新乾淨卻又難以用言語形容的氣息。那天，不僅聽見他人說我好像又變瘦了，也讓我對身體不適卻堅決走路上班的自己，刮目相看，心情好極了。此外，我也從看穿女兒玻璃心、不惜當黑臉的媽媽身上感受到無限關愛，令我對她萬分感謝。

正因為我擁有 個能輕易看穿他人心思的媽媽，而我是媽媽的女兒，所以這方面的直覺也非常敏銳，總是能神不知鬼不覺地看出健身中心的學生們，是真的不舒服還是裝病。每當收到「老師，我今天沒

辦法運動了，身體好不舒服」的簡訊時，我內心總會自導自演這齣戲碼……

1.「很不舒服嗎？哪裡不舒服！該怎麼辦呢？」
2.「那你有去上班嗎？」
3.「那你去看醫生了沒？」

　　這麼說的話，我的學生通常會這樣回答：

1.讓老師擔心了，感到有些內疚耶……
2.是有去上班啦～
3.沒嚴重到要去看醫生的地步

　　接著我會說：「狀況不好的話上肌力訓練課程，的確太強人所難，不過還是建議出門做 20 分鐘的有氧運動再回去吧！」也或許如此，有些人下班後還是嘟著嘴走進教室，也有人生氣不爽看都不看我一眼。可是，運動後心情總會舒暢許多。看見學生們嘰嘰喳喳說著真是來對了，我總會覺得一切都值得了。因此當你不想運動，或是覺得身體不舒服時，比起激烈的肌力訓練，不妨慢跑或快走，做一些能讓身體微微發熱的有氧運動，總比完全不動的好。

路途艱辛令人想停下腳步時，
我偶爾會想起當初迎著冷空氣時所感受到的當下，
只要度過這一關，必會柳暗花明又一村。

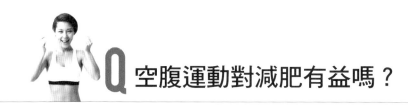

Q 空腹運動對減肥有益嗎？

A 早上揉揉睡眼惺忪的眼睛，起床做空腹運動，這有什麼好處呢？經過長時間的睡眠後，我們的身體處於體內能量降到最低的狀態，而前一天吃的食物在睡眠期間早已完全消化掉，到了早上只剩下少量的碳水化合物。在一般情況下運動的話，能量會依照碳水化合物、脂肪、蛋白質的順序消耗，但是早上空腹時因體內幾乎沒有剩下多少碳水化合物，所以會先燃燒脂肪。因此透過簡單運動便可提高身體的新陳代謝，同時也能開啟更有活力的一天。那麼空腹運動這麼好，該如何更有效地運用呢？

超效空腹運動的
5 大 QA 快問快答！

Q 聽說空腹時適合做有氧運動，那該做什麼呢？

A 所謂的有氧運動指的是能持續做 20 分鐘以上且不停歇的運動。例如我們很難做 20 分鐘完全不休息的深蹲，卻能健走或慢跑 20 分鐘不休息。若想提高運動層次，只要能做到一下深蹲、一下健走，兩者交替進行即可。

Q 可以喝水嗎？

A 可以，想喝多少水都行！喝水不僅能補充睡眠期間流失的水分、喚醒大腦與身體的神經，同時還能打造適合燃燒脂肪的體內環境。此外，水能溫和地刺激胃與腸道，幫助消化，甚至還能有效預防便祕。順帶一提，比起喝太冰或太熱的開水，喝溫水或微涼的開水，更能使身體快速吸收！

Q 空腹運動完後，該什麼時候進食呢？

A 最好在運動後的 30 分鐘到 1 小時內用餐，且應克制別吃太多。此外為了預防肌肉流失，建議可另吃些香蕉補充能量。

Q 為什麼不建議運動超過 30 分鐘以上呢？

A 空腹狀態下長時間運動的話，會造成身體的負擔。此外，開始運動後的前 30 分鐘最容易燃燒體脂肪，可是一旦運動超過 30 分鐘以上，不僅腎臟會吃不消，也會造成肌肉流失。因此空腹運動太久的話反而會得不償失！

Q 一星期空腹運動幾次好呢？

A 建議 1 星期 2～3 次！

　　整體來說，空腹運動僅適用於燃燒體脂肪時，而為了防止肌肉流失，運動後最好吃 1 根香蕉。另外，一星期空腹運動 2～3 次就好，每次運動不超過 30 分鐘！截至目前為止，我每星期必做 2～3 次的就是空腹運動了。我認為運動 30 分鐘不多也不少，不但容易瘦，一天下來心情也很愉悅，但切記，運動過度的話一整天都要跟睡魔對抗，反而更加辛苦哦！

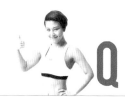

Q 早上運動好？還是晚上運動好？

A 兩者非得選一個的話，我會選晚上運動！相較於早上，晚上新陳代謝活躍且身體處於放鬆狀態，進行激烈運動時比較不容易受傷。因此，若要進行高強度的肌力訓練，務必在晚上進行。

然而，我說我喜歡晚上運動，但並不是呼籲所有女生「嘿～女生，只要晚上運動就好。」早上的我，身體容易使不上力，且要從睡眠中完全甦醒也相當耗時，假如在早上從事強度偏高的運動，只會一整天迷迷糊糊、提不起精神，而不是整個人神清氣爽。

若你也屬於這種類型，我建議早上進行前面提過的簡易有氧運動或伸展，讓身體活動一下就好，晚上再集中精力於運動上，這樣更有效。不過，也有一些女生早上運動效果更好，甚至連帶一整天的飲食控制也十分順利。

總的來說，無論選擇早上或晚上運動，還是要端看個人生活習慣和體質而定。最佳辦法就是多方嘗試、身體力行，找到適合自己的運動時間，並仔細檢視當下的身體狀態，讓減肥更有效率。

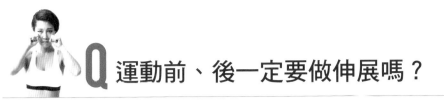

Q 運動前、後一定要做伸展嗎？

A Yes！不論是運動前暖身，或運動後收操，皆屬於伸展。認真伸展能快速修復，甚展美化肌肉線條，是不可或缺的運動步驟，千萬不可以偷懶。

　　基本上，暖身運動（Warming Up）即運動前的伸展，目的是紓展處於僵硬狀態的身體，讓它轉換為可以運動的狀態。尤其在冬天，活動量少且天氣寒冷，身體常常處於僵硬狀態，因此為了避免受傷及提高運動效果，運動前務必做暖身運動。

　　建議進行約 5～10 分鐘左右的健走或慢跑等有氧運動，讓身體發熱、肌肉溫度提升；一旦肌肉溫度升高，將有助於延展肌肉長度，讓身體轉換為適合運動的狀態，同時也能預防受傷。

　　為了喚醒身體各處的肌肉與促進血液循環，建議以輕微活動身體的動態伸展為主，也可進行站著就能做的徒手體操等簡易輕鬆的動態運動。

　　另外，收操運動（Cool Down）也非做不可！運動後做伸展的話，不但能讓身材曲線更筆直修長且富有彈性，也能加快運動時產生的乳酸氧化速度，讓我們更容易瘦下來。此外，做伸展亦能紓緩緊繃肌肉、活絡瞬間瘀血處的血液循環、消除疲勞。

　　徹底放鬆因運動而疲勞的身體，才能快速恢復正常狀態，避免肌肉疲勞痠痛。進行收操運動時，以靜態伸展為宜；在不感到疼痛的前提下，慢慢將身體延展至極限，停留 10～30 秒即可。

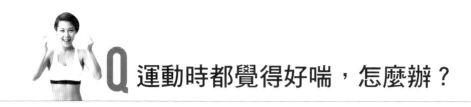

Q 運動時都覺得好喘，怎麼辦？

A 運動時容易感到喘或暈，多半都是因為呼吸節奏紊亂。請記著「用力時吐氣」的原則，慢慢調整每次運動的呼吸節奏，就會感到比較舒服了。

如果你有上過私人教練課，一定有過在做動作時，教練在身旁呼氣並指導你何時該吐氣的經驗吧？最基本的呼吸法就是：肌肉收縮時吐氣，肌肉放鬆時吸氣；但這樣說很容易搞混吧？

就以大家最熟知的深蹲為例。進行深蹲時，站起來比蹲下去更需要用力，對吧？因此，站起來時吐氣，蹲下去時吸氣。也就是說，記得「用力時吐氣」就對了。

順帶補充，為了少數問及「運動就運動，幹嘛在意怎麼呼吸」的女孩們，在此簡單分析一下呼吸的重要性。

進行肌力訓練時往往需要瞬間的爆發力，此時肌肉會跟著收縮，連帶使體內壓力升高。這時，我們必須靠吐氣來減低壓力。有些女生會在肌肉收縮（用力）時憋氣，可是這麼做會導致血壓急速上升，進而造成貧血、頭暈；我經常在健身房時，看到有女生做重訓時因此而昏倒送醫，所以務必多加留意呼吸方法。

只要確實遵照此呼吸法，便能提升有氧運動的效果，更能有效燃燒體脂肪。然而，也不要因此過於在意呼吸，反而會打亂運動的節奏。總之，慢慢來，記住用力時吐氣的訣竅，自然就能熟悉正確的呼吸法，讓它變成運動時的最佳利器！

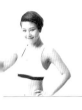

Q 請推薦好吃又沒有負擔的食物！

A 香蕉、水煮蛋、水煮雞胸肉和南瓜等輕食，都是肚子餓時可充分享用，又沒有負擔的食物。此外，這些食物營養豐富，也非常適合在運動前後食用，可做為能量補充，快速恢復體力。

　　運動前吃飯好像不太妥當，但運動後吃飯又怕胖。為了那些苦苦吶喊不能再餓下去的女孩們，我要介紹自己減肥時吃的食物，以及現在三不五時會吃的食物。以下是低熱量又能快速補充能量的輕食清單，一起試試吧！

- 1 根香蕉
- 2 顆水煮蛋（懶得自己煮時，我偶爾也會去便利商店買）
- 1 小塊豆腐（盒裝豆腐食用方便）
- 雞胸肉（近來推出許多美味又方便的減肥專用雞胸肉，不妨多加嘗試）
- 蒸地瓜（雖然削皮很麻煩，但超級美味！）
- 南瓜沙拉（網路上有許多食譜，可事先做好裝在保鮮盒中常備）
- 1 個御飯糰（雖然鈉含量高，但真的餓到受不了時，我會挑選熱量比市面上販售的紫菜飯捲低的御飯糰）
- 蟹肉棒（想吃鹹食時我會吃蟹肉棒，它熱量偏低，偶爾可以安心享用）

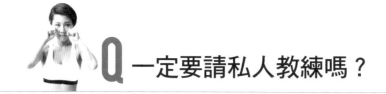

Q 一定要請私人教練嗎？

Q 一定要上教練課嗎？

A 如果你意志堅定，我建議可以去上；但如果不是，報名了恐怕也難以見效。倘若你單純只想減肥，建議最好先自行運動 3 個月，待你釐清自己不懂什麼、不擅長什麼運動後再開始。若非如此，私人教練課結束後一旦復胖，你肯定會覺得「唉，錢都賠光了！」因為私人教練課的花費頗高，唯有清楚知道自己想要鍛鍊哪個部位、要做什麼運動，精準投資才會有收穫。

Q 是不是應該先學會正確姿勢，再開始運動？

A 當然！不過即使沒有私人教練，也可透過網路或書籍學習正確的運動姿勢。雖然學習的速度會有點慢，但結果都差不多。如果你連這樣也覺得麻煩，甚至打算放棄，那麼就算你去上私人教練課，也別期待會有多大的成效。如果你已經報名健身房了，可以請身邊的教練協助你，相信絕對不會有教練拒絕你的請託。可是，比起在渾然不知的狀態下請別人將全部技巧告訴你，我建議先以「自己想嘗試什麼動作，但不確定自己做得對不對」的方式，一步一步循序漸進地學。

Q 聽說運動姿勢不正確，會導致體態變形，真的嗎？

A 徒手肌力訓練屬於動態運動，即使動作時姿勢有些奇怪，也比什麼都不做好。就算運動時姿勢不協調，但勤加運動總比彎腰駝背坐著看手機、坐著翹腳等生活習慣好上 100 倍个是嗎？不過，如果進行的是需要額外負重的重量訓練，建議在教練的協助下熟悉正確姿勢後，再開始進行比較好。

Q 你是因為上私人教練課，才瘦下來的嗎？

A 開始運動減肥後，我自己運動長達 1 年，後來因為對體態雕塑產生欲望，於是開始上 10 堂的短期教練課，之後再以學到的東西為基礎自主運動一陣子，成效不佳時再去上 10 堂課。雖然報名長期課程有各種甜蜜的誘惑，例如可享有較多優惠等，但我可不想因此而報名 20 堂或 30 堂，因為長期課程，往往可能因為被意志力打敗而浪費錢；如前所述，私人教練課費用非常昂貴，若是沒有善加利用這幾次的機會，就算上再多教練課也無濟於事。

Q 單靠居家肌力訓練，真的瘦得下來嗎？

A 我就是靠居家肌力訓練甩掉身上 80% 的贅肉，雖然也有上健身房，但是還是在家運動比較自在。我很在意周遭的目光，因此在家做運動才能毫不害羞地將正確的動作做出來；事實上，我認為在健身房做運動也可以，在家裡做也行，差異不大。此外，在家運動時我通常會打赤腳，因為我聽說做下半身運動時打赤腳會更好；但若是在家做跳躍動作，樓下鄰居可能會衝上樓，自己也有受傷的風險，因此務必鋪上軟墊小心進行。

Q 沒有負重的徒手肌力訓練，也有練肌肉的效果嗎？

A 那是當然的！不過，也有一些必須負重才能鍛鍊出大肌肉與增加肌肉量的部位。如果你想增加身體的彈性與培養體力，徒手運動就夠了。我總是跟學員說，運動只需準備「瑜伽墊和你自己」。好，東西都準備好了吧？開始運動了！

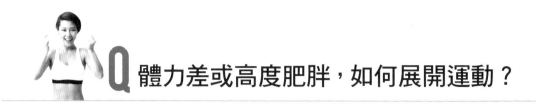

Q 體力差或高度肥胖，如何展開運動？

A 體力差或過度肥胖的人，如果一開始就勉強進行肌力訓練，極有可能受傷或是因為肌肉劇烈疼痛而不再運動。請自行判斷，如果你是過度肥胖或是基礎體力較差的人，建議先以下方的3階段，以循序漸進的方式，展開運動訓練。

第 1～2 周：適應階段

這段期間進行每周 4 次以上、每次 20～40 分鐘左右的健走與伸展等低強度運動。健走時，應抬頭挺胸、手臂前後擺動，就當作是矯正每天彎腰駝背、跟運動拉近距離的適應期間；運動到有點喘的程度即可。可以一邊聽著節奏輕快的音樂，一邊跟著節拍健走。相較於使用健身房的跑步機，這段期間我更推薦在住家附近的兒童遊戲區或操場等戶外場所健走。花一點時間讓自己慢慢對運動產生興趣，同時拉近與運動之間的關係。

第 3～5 周：體力增強階段

持之以恆健走 2 個星期後，四肢多少會更有力。從現在起，除了健走之外，還必須額外增加 1～2 項肌力訓練，循序漸進地培養體力才行。我推薦從深蹲（詳見 P94）和橋式運動（詳見 P116）這兩種基礎肌力訓練開始。

先從深蹲 15 次 ×3 組、橋式運動 10 次 ×3 組開始，再每天增加 1 次。如果每天增加 1 次太累了，也可 2 天或 3 天再增加一下。畢竟一點一滴增加、慢慢培養體力更重要。這段期間你會非常想盡快甩掉這些贅肉，覺得呼吸再喘一點也無妨，也極有可能因為進度太緩慢而

感到不耐煩。可是，萬一因為勉強運動而導致受傷，可能會拖長減肥時間，嚴重的話甚至會無法再運動，離減肥成功越來越遠。因此，這段期間不妨協助身體找到正確運動的方向。

6周後：全力朝目標衝刺！

好！運動準備到此為止！從現在起，為了減少體脂肪與增進肌力，要藉由「低重量、高重複」的運動全力衝刺。但千萬別因為過度肥胖就妄想自己會輕鬆瘦下來，仍然要耐心的以1：1的比例進行肌力訓練和有氧運動，可參考P48的「健身運動的順序」，開始自己的減肥運動之旅。

總之，不論是基礎體力差或高度肥胖的人，只要按部就班的培養身體，讓身體慢慢適應運動的節奏，絕對可以透過運動，成功減肥瘦身。因此，絕對不要放棄，因為運動，才是健康和減肥的最佳途徑，一起加油！

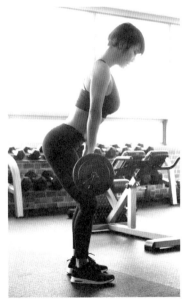

▲ 慢慢培養運動習慣，更長久。

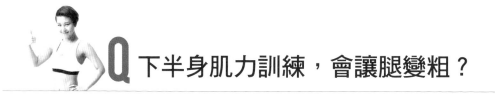

Q 下半身肌力訓練，會讓腿變粗？

A 基本上，99% 的一般女性不管怎麼做下半身運動，雙腿也不會變粗，偶有 1% 的女性腿會變粗，可是儘管如此，她們依舊能甩掉脂肪、變得更結實，看起來比以前更纖瘦，並因此感到心滿意足！

　　你擔心得太早了，等你達成目標體重後再來擔心吧！以前的我也總有一堆沒辦法運動的理由；當時的我，渾然不知自己只會找不能運動的「藉口」。在你想著「深蹲之後腿變粗的話怎麼辦」前，先捫心自問，你是否在找冠冕堂皇的理由，好讓自己可以不用做累死人不償命的下半身運動。

　　我就是這樣，「腿變粗怎麼辦」、「變成蘿蔔腿怎麼辦」，事實上，與其說我害怕這些後果，不如說我總想以此為由來逃避做下半身運動。好，碎碎唸到此結束，現在立刻來揭開做下半身運動不會讓你變壯之謎。

　　肌肉分為「紅肌」與「白肌」兩種。紅肌屬於又細又長的肌肉，白肌則是指大塊肌肉。簡而言之，紅肌是適合馬拉松運動員的小肌肉，白肌則是適合短跑運動員或短距離游泳選手的大肌肉。因此，鍛鍊紅肌的運動方式和鍛鍊白肌的運動方式不一樣。

紅肌運動=低重量、高重複（可重複進行 15 次以上的重量）
白肌運動=高重量、低重複（無法重複進行 10 次以上的重量）

也就是說，做重量輕、15 次以上的運動屬於紅肌鍛鍊運動，只會長出健美的小肌肉，肌肉不會變大或變得凹凸不平。事實上，女生若想練出大肌肉，除了要充分攝取蛋白質外，還必須每天負重至少 50 公斤以上並認真鍛鍊才有可能。不過，也有即使這麼做卻練不出大肌肉的例子。事實上，鍛鍊肌肉真的是非常艱辛的一件事，並沒有各位想像中的容易。

　　至於我們在做完下半身運動後，可能會覺得雙腿突然變粗、變壯而感到害怕；實際上，這只是肌肉暫時的「充血」現象，只要做完肌力訓練，血液便會瞬間流到該部位，進而出現粗壯的情形。如同受傷時受傷部位會暫時腫起來一樣，只要這樣想就可以了。基本上，該狀態過一段時間後就會恢復，不會一直維持下去，因此不用太過擔心。

　　若真的很擔心，我建議運動後立刻做伸展，不但恢復得快，也可以有效紓緩肌肉疼痛，讓肌肉充血腫脹的情形快速消退。最後再讓我說句老實話吧？做完肌力訓練，你的腿絕對會比現在纖細！

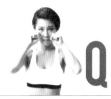

Q 常做下半身運動容易有蘿蔔腿？

A 不會，做完下半身運動後適當伸展，反而有助雕塑小腿肌肉，美化線條。

讓我先來認識小腿肌肉的構成吧！小腿大部分由肌肉構成，大致可分為兩類，分別是「比目魚肌」和「腓腸肌」。比目魚肌是纖細修長的肌肉，腓腸肌則是我們常說的構成小腿肚的肌肉。久站或踮腳站立等姿勢，會促使我們痛恨至極的小腿肚，也就是腓腸肌更加發達。相反地，跑步、跳躍等動作則會讓比目魚肌發達。事實上，若想藉由運動讓小腿肌肉發達，必須非常專注且認真運動才有可能。反之，日常生活中經常穿高跟鞋或長時間站著工作，更容易讓小腿肚明顯發達突出。因此，再也不用說什麼擔心長蘿蔔腿所以不能運動的話了吧？

如果穿高跟鞋或久站皆無可避免，最好每晚做小腿伸展運動，並透過按摩來放鬆肌肉。睡前躺著進行 10 分鐘左右的靠牆抬腳 90 度等動作，不僅能預防腿部浮腫，對於促進血液循環也非常有幫助。

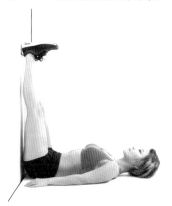

抬腿 90 度
靠牆躺下，將雙腳抬起與牆壁呈 90 度，膝蓋盡量打直；臀部緊貼牆面效果會更好。

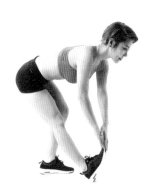

小腿伸展運動
站姿，左膝微彎，右膝打直向前伸，後腳跟緊踩地面。彎腰並用雙手指尖抓住立起的右腳前端，伸展右膝後側肌肉；左右腳各停留 10 秒。

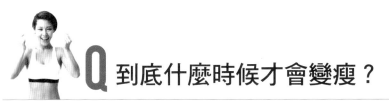

Q 到底什麼時候才會變瘦？

A 耐心！耐心！耐心！給自己的身體一些時間，它一定會用完美的體態回報你，莫心急。

「我真的非常認真運動，可是卻沒有瘦，到底什麼時候才會瘦下來？」你問我何時才會瘦下來：或許，是在你累得快要死掉前，工作後一回到家，明明已經累癱了，卻不由自主地綁上運動鞋鞋帶去運動時；又或許是要運動後茫然地照著鏡子，卻突然覺得自己滿頭大汗、頭髮凌亂、泛著紅暈的面貌看起來格外美麗時。只要對於自己全力以赴的樣子感到欣慰且難能可貴時，身體一定會回報你的！

彷彿在述說著「這段期間謝謝你的疼愛」。別再以為身體像昔日一樣，也別再有以前再怎麼吃也不會胖、只要控制飲食幾天馬上就會瘦下來的錯覺。我們早已過了 20 歲，像以前一樣少吃一些或運動一下就會瘦，這是絕對不可能的！唯有飲食和運動同時並行才瘦得下來。只運動、只控制飲食或是太勉強自己的單一、激進的方法，都瘦不下來！

吃太少、吃太多、運動不足、過度運動都無法練出好身材。然而，只要不疾不徐地朝好身材邁進，即使攝取一定程度的卡路里，睡一覺醒來後也會全部燃燒殆盡。希望你別認為身體跟你自己一模一樣，也別怪罪它為什麼就是瘦不下來。明明才剛開工卻問說為什麼還沒收工，不然就是問明明盡力了為什麼還是這副德行，這樣只會挫人銳氣，讓人更不耐煩罷了。給自己，也給身體一些時間吧！唯有這樣才能換來更好的成果。

關於減肥×飲食×運動的快問快答

Q 沒有肌肉疼痛，就不算運動嗎？ NO

A 最理想的運動強度，是沒有肌肉疼痛但隔天略微痠痛的程度。要是肌肉疼痛到對生活造成不便的話，即代表訓練過度。

Q 進行下半身運動時，如果膝蓋發出聲音就不能做嗎？ NO

A 我推測是韌帶僵硬所發出的聲音，如果不會痛就無須擔心，但如果會痛就必須立刻就醫。

Q 有針對肥胖紋的消除方法嗎？ NO

A 我本來就沒有長肥胖紋。因為從小就很胖的關係，身上有些紋路，但是皮膚科說那是皮膚太厚所致。

Q 運動後可以簡單吃些東西嗎？ YES

A 1 根香蕉、小番茄或豆漿等。

Q 有氧運動和肌力訓練，哪個較能消耗卡路里？

A 肌力訓練！但是撇開減肥不談，有氧運動是必須的。肌力訓練雖能雕塑我們的體態，亦能強健骨骼，但是能讓體內器官健康運作的卻是有氧運動。減肥的目的是為了更健康，千萬別忘記了！

Q 做下半身運動腿會變粗嗎？ NO

A 腿可能會因為血液瞬間集中而腫脹起來，可是過一會兒就會恢復原狀，所以別擔心！跟我們受傷時患部暫時腫起來一樣。可能會常常覺得腿變粗了，建議事先用皮尺量好，這樣最理想也最準確。

Q 生理期時也可以運動嗎？ YES

A 可以，不過應避免進行抬腿高於心臟的動作。經痛較嚴重時，建議進行強度為平時 60 ～ 70% 的輕度運動，有助於紓緩經痛。

Q 每天做一樣的運動好嗎？ YES

A 如果你是運動新手，每天持之以恆做相同動作也足以見效，但是如果你具備中等以上的體力與實力，比起每天做相同動作，一天做上半身運動、一天做下半身運動效果會更好。

Q 最理想的運動時間是多長？

A 新手：比起卯起來瘋狂運動，每天運動 15 ～ 20 鐘最有效；中等程度者：1 天 1 小時到 1 個半小時，肌力訓練 40 分鐘、有氧運動 30 分鐘、伸展 10 分鐘，最重要的是養成長久習慣。

Q 天氣冷所以沒流什麼汗，這樣有效嗎？ YES

A 據說冬天時運動效果可提升至 1.3 倍。

Q 你減肥期間總共耗時多久？

A 耗時 2 年減重 40 公斤，再花 3 年半減掉剩下的 10 公斤，總共耗時 5 年半。現在沒減肥，維持身材邁入第 7 年。

Q 現在完全不喝酒嗎？ NO

A 1 ～ 2 個月喝 1 次。

Q 現在的運動量是多少？

A 最近視狀況而定，每周 4 ～ 5 次，1 天 30 分鐘到 1 個半小時。

Q 假設 1 天只有 30 分鐘的運動時間，你會做什麼運動？

A 有氧性肌力訓練和伸展。

Q 我是水桶腰，這樣也能變瘦嗎？ YES

A 如果你很瘦，但沒有腰線，一定要做側腹部運動！另外，也要多鍛鍊背部肌肉與臀部，能讓腰部看起來更纖細有曲線。

Q 請推薦一項效果超好的腹肌運動？

A 棒式（Plank）！

想吃東西的時候，
我這樣對付大食怪！

＊以 Miss 金經營的 Naver 社團「運動的女子」會員為對象所進行的
問卷調查，按帳號／年齡／我的嘴饞應對方式順序排列。

像發瘋似地減肥，可是黑影總是找上門，它就是食欲！其他什麼事都能忍，只有食欲不順我的意，只要理智線一斷，遊戲就結束了！嘴饞大爆發時，女孩們究竟如何應付呢？讓我們來分享一下吧！

✉ Miss 金／32 歲／我會刻意安排約會，想盡辦法在外面吃！在外面可以看別人吃，盡享代理滿足。謹守盡量不要在家裡吃這一點。

✉ 皮皮／24 歲／穿上瑜伽服或緊身衣照鏡子，只要看到感情與自己超好的大腿和雙下巴贅肉黏著自己，食欲瞬間消失不見。或是看一眼泫雅等藝人的照片，再看看自己的身材，效果好上 10 倍！

✉ 初紗／24 歲／我會看維多利亞的祕密時尚秀，只要看到世界頂尖模特兒，我整個人就會沉浸在時尚秀中，即使是女生也會為女生著迷。不禁讓人省思，僅此一次的人生，就算沒有像她們一樣完美的身材，但至少要付出努力，於是自然而然就能控制食欲了。

✉ 朴姑娘／37 歲／這是我極度想吃宵夜時會使用的方法：只穿內衣站在全身鏡前，最後拿在手上的不是電話，而是啞鈴。

✉ 芭妮／24 歲／食欲爆發時，我會先喝杯溫水冷靜一下，如此，就能知道是真的肚子餓還是假的肚子餓。90% 以上是假的，這時只要爬樓梯、深蹲或伸展，讓身體熱起來，食欲就會消失了。此外，我也會想著許多減肥減得比我更辛苦的人，想到不是只有我辛苦挨餓，心情就會好多了。看一下社群網站上運動女性的消息也有助於提振精神！

✉ 育書／21 歲／我會在煮熱茶後搜尋想吃的食物，邊喝茶邊看別人吃東西的影片，喝 2 杯茶且看完影片後，想吃的欲望多少就會消失了。如果還是很想吃，我會想著明天中午再吃，盡量早點睡。忍住不吃去睡覺的話，隔天早上食欲甚至會變小呢！

✉ 舒兒／34 歲／我會盡量忍，萬一真的食欲爆發忍不住，我就會出門逛街。光是採買這件事就有滿足感的效果，能徹底打消食欲。

✉ **智熙** / 31 歲 / 我不會忍，反而會直接吃些非常甜的巧克力、餅乾或一兩片餅乾，再做深蹲或伸展等邊看電視運動 1 小時，這樣就不會發生食欲爆發或深夜暴飲暴食的不幸。以前曾有過忍太久導致暴食症的經驗，所以現在的我會適量進食，再多活動身體。

✉ **度知** / 29 歲 / 我會決定好最想吃的食物，親手做來吃！如果沒有材料，去買材料的路上可以走路運動一下，不然就是想著「麻煩死了，不吃了」直接放棄。如果材料齊全，我會抱著「至少比買來吃的健康」的想法，盡可能煮來吃。將煮好的食物盛盤，再拍張漂亮的照片上傳到社群網站上後享用，食欲在這段時間多少能獲得控制，於是便能自然減少進食量。好好吃上一餐不但讓人有吃到東西的感覺，同時也能預防自己東吃西吃一些其他零食，罪惡感也比買來吃的小。肚子不用吃得圓滾滾，身體也不會那麼沉重，自然而然會有想要運動的念頭。各位，想吃的時候自己動手煮來吃吧！

✉ **Smiley** / 29 歲 / 忍住不吃後可能會一口氣瘋狂大吃，所以我會想吃就吃！取而代之的是，我會遵守幾項原則。❶先等 1 小時。忍一段時間後說不定食欲會就此消失，因此，我會先喝杯水或茶，接著等待 1 小時，讓飢餓感緩和下來。如果時隔 1 小時仍然想吃，那就吃吧！❷跟朋友約好後一起去吃，這樣可以一解燃眉之急。此外，一個人吃炸雞等分量固定的食物可能會過量，所以請和家人或朋友一起享用。因為強忍著不吃，隨後又會受壓力影響而暴飲暴食，因此最近只要有想吃的東西，我就會直接吃、不會忍！但我會減少進食量，盡量不吃澱粉，也會多吃蔬菜水果、多喝開水，慢慢改變日常生活習慣。

✉ **安承玄** / 22 歲 / 我會馬上去洗手間刷牙，如此一來，受到牙膏香味的影響就不會想吃東西了。萬一連刷牙都抑制不了食欲的話，我會把冰箱裡的紅蘿蔔、高麗菜、小番茄等蔬菜塞一個拳頭大小的分量到嘴巴裡，跟蔬菜奮戰一會兒後，就會恢復理智了。

✉ **李應** / 26 歲 / 我會看著肥胖時期的照片，想著絕對不要再回到當時。如果這麼想依舊忍不住的話，我會慢慢品味一片吐司和一杯低脂牛奶。如果這樣做也無濟於事，我會煮顆水煮蛋，然後只吃蛋白的部分，一邊幻想自己吃的是五花肉、義大利麵。

和我一起自戀一下吧！
你覺得自己哪裡最美呢？

＊以 Miss 金經營的 Naver 社團「運動的女子」會員為對象所進行的
問卷調查，按帳號／只有我知道的美麗之處順序排列。

　　我也有非常女性化的一面啊！到底是誰說我很強勢？為了展現隱藏在我身上的女性化的一面，每天早上我都會做幾件事。早上一起床，我會先伸一伸懶腰，接著蓬頭垢面地摺棉被；忙完之後喝一杯水，再衝去洗手間的鏡子前用肉眼檢視自己的空腹狀態。接下來張開嘴巴上下左右「啊伊嗚耶哦」五次，放鬆臉部肌肉，一邊說「cheese」，一邊練習微笑，再用鏡子仔細打量自己的樣貌，說聲「你還挺不賴的嘛？手肘簡直就是藝術啊！」尋找隱藏在身體部位的優點，為忙碌的早晨劃下句點。

　　減肥期間最重要的是精神狀態，知道嗎？別人說什麼又怎樣？肥胖時期的我也經常進行精神鍛鍊，即使被周遭的干預和現實搞得精疲力盡，我也沒有倒下，反而更相信自己！這就是我之所以減肥成功的最大原因。

　　話題扯遠了，我真正想說的是，發覺自己的美麗之處、經常說自己好漂亮、多愛自己一些，這點也非常重要。有鑑於此，大家也來分享自己不為人知的美麗之處吧？出門炫耀太難為情，不如就在社群網站上和 Miss 自戀分享一下吧！

✉ **昇珉** ╱ 我臉好小，且皮膚超級好。

✉ **比比** ╱ 我眼睛大、指甲修長，臀部和下半身很有料，我很喜歡。

✉ **glam body chu** ╱ 我就算不運動腰部也玲瓏有緻，腰部曲線美翻了。

✉ **勳媽** ╱ 我是童顏，雖然有 9 歲和 22 歲的兒子，但是看起來卻像 30 出頭。

✉ **幸福口袋** ╱ 不論處在何種狀況都抱持樂觀態度！大家都很羨慕我～

✉ **愛乾淨** ╱ 我是不輕言放棄的女人，而且我挑到一個說腿又粗又短的女生是他的理想型的奇怪老公。

✉ 2jcchoo / 我的魅力在於沒有雙眼皮的雙眸。雖然胖，但腿很漂亮。雖然復胖了，但從今天起，我要一心想著自己的優點，努力開始重新減肥！

✉ smiley_swing / 如同 ID 一樣，我十分愛笑，個性也很隨和，擅長面帶笑容拒絕人！擁有童顏，也喜歡自己的肩膀線條。此外，我骨盆後傾（小時候不喜歡，但最近這個反倒成了優點）。最重要的是，雖然我不漂亮、身材也不好，但是我愛我自己！各位也要愛自己哦～

✉ lovely___yun / 雖然復胖了，但我開始運動了。我很愛笑！缺點好像比較多，但我不想去想它～

✉ jiyun.son.9 / 我鎖骨十分明顯，所以初次見面的人都認為我很苗條，這也是我的優點。手和指甲很美，相當修長～

✉ choi.ae.jin / 我的骨頭超大塊，不只膝蓋骨比老公大，肩胛骨也比女生大。我所自豪的只有這一塊骨頭，而我所擁有的也只有這一塊骨頭（唱）～

✉ 151231_bye / 我的頭很大！將大頭遺傳給我的爸爸說：「自古以來頭大容量才大，也才聰明！」

JOO.WON.HOME TRAINING DIET PROGRAM
「我要穿上比基尼」
祕密特訓

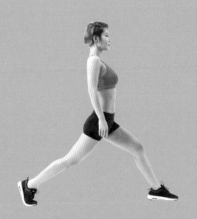

每到夏天，是否就擔心肥軟蝴蝶袖、肉肉大腿和鮪魚肚出來見人呢？每次看到海灘上穿著性感比基尼的女孩們就非常羨慕，希望自己也能勇敢穿上比基尼嗎？不要怕，Miss金為大家精選 3 組「我要穿上比基尼」的祕密特訓，我向大家保證，只要每天做 15 分鐘，今年夏天，你絕對可以穿上那件放在衣櫃裡超級久～～～的比基尼，走，去運動！

F2 眼鏡蛇式伏地挺身
10次×3組 ⟶ p87

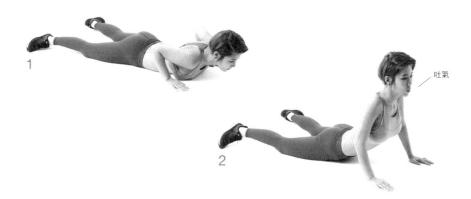

1

2 吐氣

 B4 拉毛巾手臂運動
10次×3組 ⟶ p60

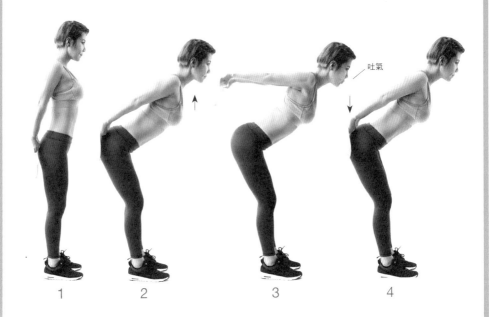

1　　　　2　　　　3　　　　4

吐氣

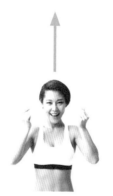

每個月減 2 公斤，才是不復胖的關鍵字

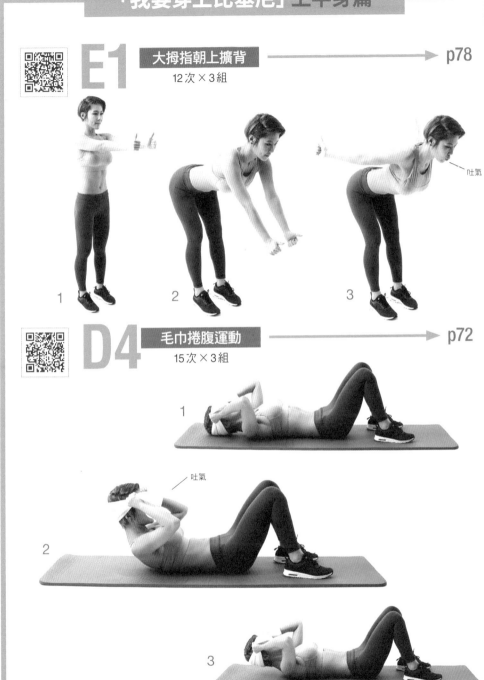

E1　大拇指朝上擴背　→ p78
12次×3組

1　　2　　3

吐氣

D4　毛巾捲腹運動　→ p72
15次×3組

1

吐氣

2

3

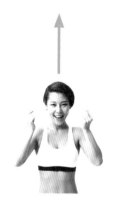

告訴自己「只剩3下」，
堅持完成每一次的運動！

E3 肩胛骨伸展 ⟶ p82

12次×2組

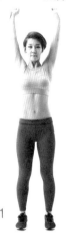
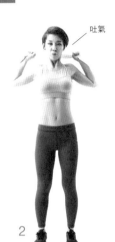

吐氣

1 2

F1 晾衣繩運動 ⟶ p86

10次×3組

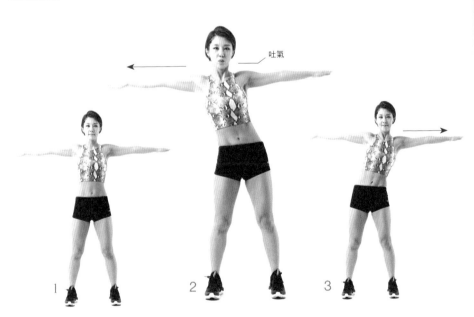

吐氣

1 2 3

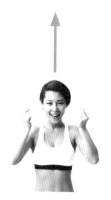

「意志力」無法讓你瘦！
食欲是世界上最難擊敗的魔王！

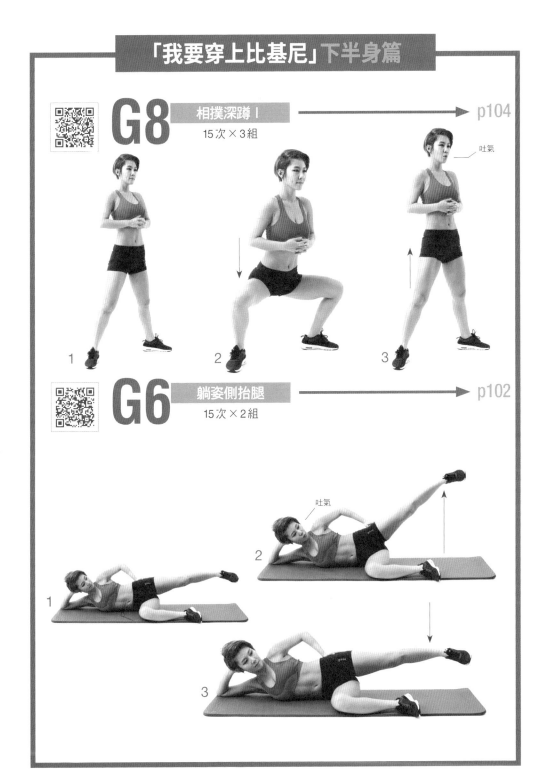

G8　相撲深蹲 I　　→ p104
15次×3組

吐氣

1　2　3

G6　躺姿側抬腿　　→ p102
15次×2組

吐氣

1　2　3

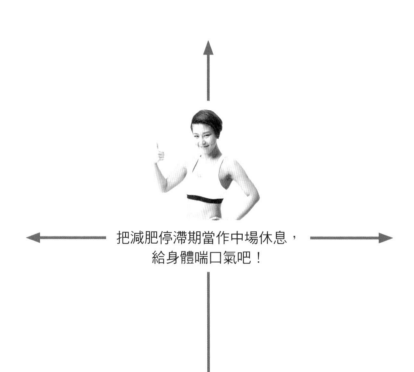

把減肥停滯期當作中場休息，
給身體喘口氣吧！

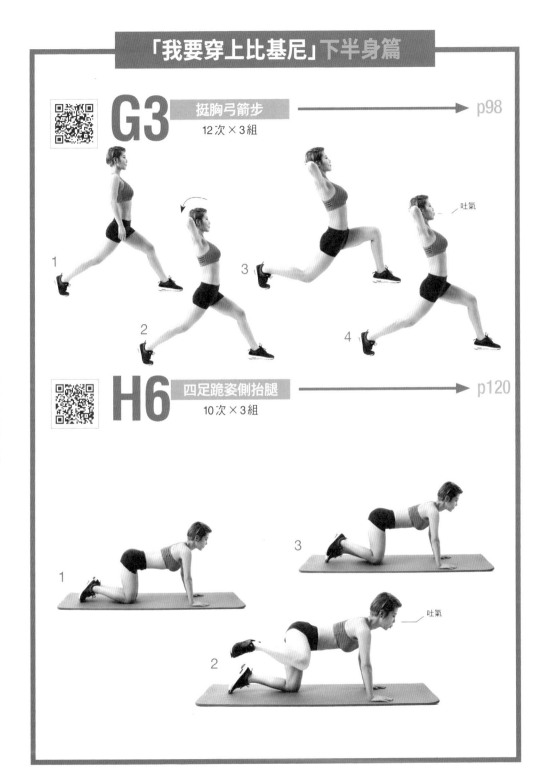

G3 挺胸弓箭步

12次×3組

p98

吐氣

1
2
3
4

H6 四足跪姿側抬腿

10次×3組

p120

1
3
2

吐氣

請沿虛線裁剪

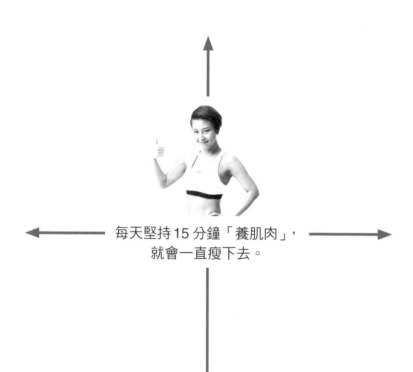

每天堅持 15 分鐘「養肌肉」，
就會一直瘦下去。

G2　深蹲側抬腿
10次×2組

→ p96

吐氣

吐氣

1　2　3　4　5

H4　橋式運動
15次×3組

→ p116

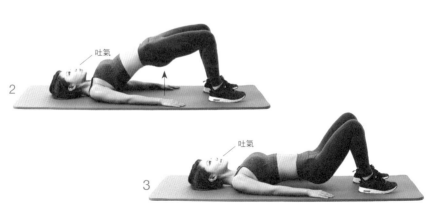

1

吐氣

2

吐氣

3

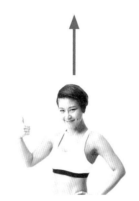

身體是慢熟的朋友，多花一點時間，
讓它和運動成為一輩子的好朋友吧！

F4　蜥蜴運動

15次×3組

→ p89

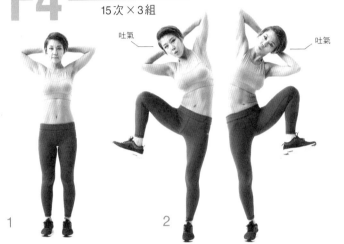

吐氣　　　　　　　　　吐氣

1　　　　2

J11　慢速硬舉

15次×3組

→ p146

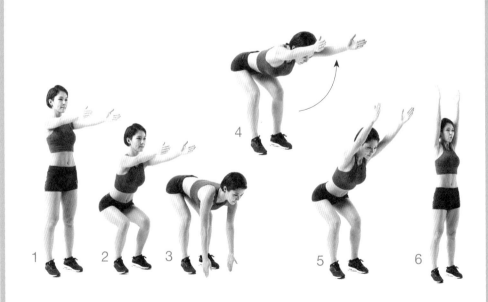

1　　2　　3　　4　　5　　6

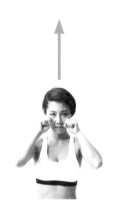

運動後流下的汗水，絕對不會背叛你！

D5 大風車運動 → p73
10次×3組

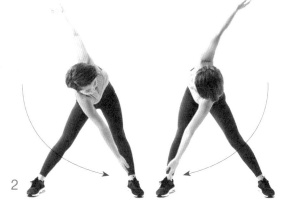

1 2

→ p73

J8 棒式側抬腿 → p141
15次×3組

→ p141

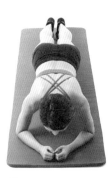

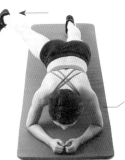

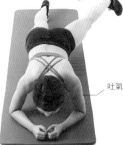

1 2 3

吐氣 吐氣

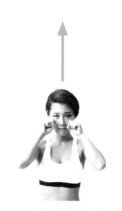

只要衝破「開始」的關卡，
養成運動一點也不難！

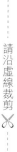

請沿虛線裁剪

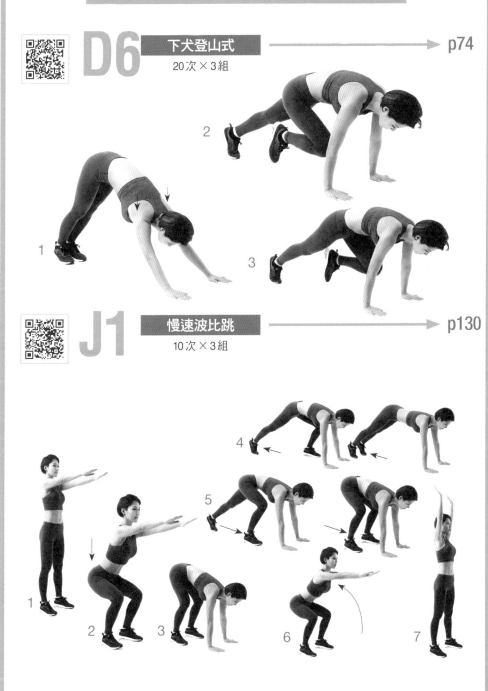

D6　下犬登山式 ⟶ p74
20次×3組

J1　慢速波比跳 ⟶ p130
10次×3組

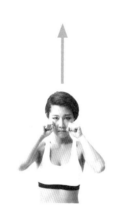

女孩啊～愛自己，別人才會開始愛妳；
讓我們一起用運動開始愛自己吧！

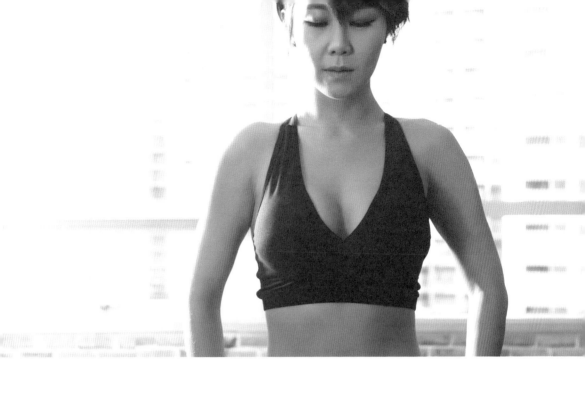

JOO.WON.
HOME TRAINING

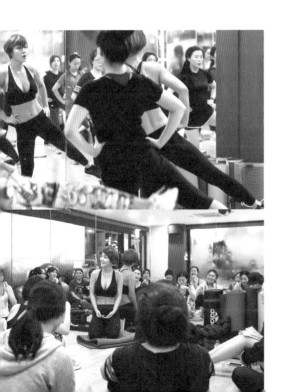

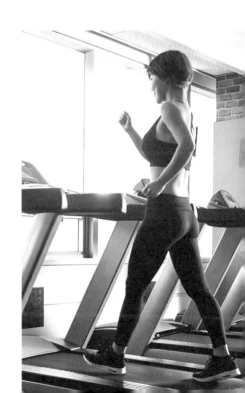

健康樹 健康樹系列084

1 張瑜伽墊練肌力，成功瘦 50 公斤

過量運動不會瘦，養肌肉才會一直瘦下去！每天堅持15分鐘，維持7年不復胖
주원홈트 : 운동 병아리들을 위한 다이어트 꿀팁！

作　　者　金鯛原
譯　　者　林育帆
總 編 輯　何玉美
副總編輯　陳永芬
責任編輯　周書宇
封面設計　張天薪
內文排版　菩薩蠻數位文化有限公司

出版發行　采實出版集團
行銷企劃　黃文慧・鍾惠鈞・陳詩婷
業務發行　林詩富・張世明・吳淑華・何學文・林坤蓉
印　　務　曾玉霞
會計行政　王雅蕙・李韶婉
法律顧問　第一國際法律事務所　余淑杏律師
電子信箱　acme@acmebook.com.tw
采實官網　www.acmebook.com.tw
采實粉絲團　http://www.facebook.com/acmebook

I S B N　978-986-94081-9-6
定　　價　380元
初版一刷　2017年3月
劃撥帳號　50148859
劃撥戶名　采實文化事業有限公司
　　　　　104台北市中山區建國北路二段92號9樓
　　　　　電話：02-2518-5198
　　　　　傳真：02-2518-2098

國家圖書館出版品預行編目資料

1張瑜伽墊練肌力，成功瘦50公斤: 過量運動不會瘦，養肌肉才會一直瘦下去！
每天堅持15分鐘，維持7年不復胖 / 金鯛原作；林育帆譯.
-- 初版. -- 臺北市：采實文化, 民106.03　面；　公分. -- (健康樹系列；84)
ISBN 978-986-94081-9-6(平裝)

1.減重 2.運動健康

411.94　　　　　　　　　　　　　　　　　　　　　　　105025222

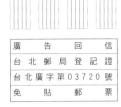

 采實文化事業股份有限公司

10479台北市中山區建國北路二段92號9樓
采實文化讀者服務部　收
讀者服務專線：（02）2518-5198

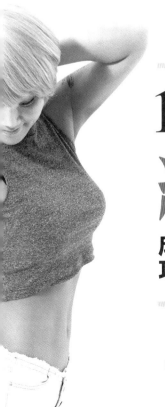

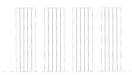

1張瑜伽墊 練肌力 成功瘦50公斤

주원홈트 : 운동 병아리들을 위한 다이어트 꿀팁!

IG最強瘦身女王 **金婤原**—著 **林育帆**—譯

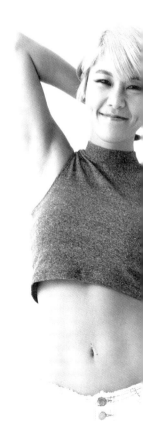

系列：健康樹系列084

書名：1 張瑜伽墊練肌力，成功瘦 50 公斤

過量運動不會瘦，養肌肉才會一直瘦下去！每天堅持15分鐘，維持7年不復胖

주원홈트 : 운동 병아리들을 위한 다이어트 꿀팁！

讀者資料（本資料只供出版社內部建檔及寄送必要書訊使用）：

1. 姓名：

2. 性別：□男　□女

3. 出生年月日：民國　　　　年　　　　月　　　　日（年齡：　　　　歲）

4. 教育程度：□大學以上　□大學　□專科　□高中（職）　□國中　□國小以下（含國小）

5. 聯絡地址：

6. 聯絡電話：

7. 電子郵件信箱：

8. 是否願意收到出版物相關資料：□願意　□不願意

購書資訊：

1. 您在哪裡購買本書？□金石堂（含金石堂網路書店）　□誠品　□何嘉仁　□博客來
　　□墊腳石　□其他：＿＿＿＿＿＿＿＿＿＿＿（請寫書店名稱）

2. 購買本書日期是？＿＿＿＿年＿＿＿＿月＿＿＿＿日

3. 您從哪裡得到這本書的相關訊息？□報紙廣告　□雜誌　□電視　□廣播　□親朋好友告知
　　□逛書店看到　□別人送的　□網路上看到

4. 什麼原因讓你購買本書？□喜歡作者　□注重健康　□被書名吸引才買的　□封面吸引人
　　□內容好，想買回去做做看　□其他：＿＿＿＿＿＿＿＿＿＿＿＿＿＿＿＿＿＿（請寫原因）

5. 看過書以後，您覺得本書的內容：□很好　□普通　□差強人意　□應再加強　□不夠充實
　　□很差　□令人失望

6. 對這本書的整體包裝設計，您覺得：□都很好　□封面吸引人，但內頁編排有待加強
　　□封面不夠吸引人，內頁編排很棒　□封面和內頁編排都有待加強　□封面和內頁編排都很差

寫下您對本書及出版社的建議：

1. 您最喜歡本書的特點：□圖片精美　□實用簡單　□包裝設計　□內容充實

2. 關於運動或健康的訊息，您還想知道的有哪些？
＿＿＿＿＿＿＿＿＿＿＿＿＿＿＿＿＿＿＿＿＿＿＿＿＿＿＿＿＿＿＿＿＿＿＿＿＿＿
＿＿＿＿＿＿＿＿＿＿＿＿＿＿＿＿＿＿＿＿＿＿＿＿＿＿＿＿＿＿＿＿＿＿＿＿＿＿

3. 您對書中所傳達的減肥知識及步驟示範，有沒有不清楚的地方？
＿＿＿＿＿＿＿＿＿＿＿＿＿＿＿＿＿＿＿＿＿＿＿＿＿＿＿＿＿＿＿＿＿＿＿＿＿＿
＿＿＿＿＿＿＿＿＿＿＿＿＿＿＿＿＿＿＿＿＿＿＿＿＿＿＿＿＿＿＿＿＿＿＿＿＿＿

4. 未來，您還希望我們出版哪一方面的書籍？
＿＿＿＿＿＿＿＿＿＿＿＿＿＿＿＿＿＿＿＿＿＿＿＿＿＿＿＿＿＿＿＿＿＿＿＿＿＿
＿＿＿＿＿＿＿＿＿＿＿＿＿＿＿＿＿＿＿＿＿＿＿＿＿＿＿＿＿＿＿＿＿＿＿＿＿＿